U0363102

Trust Life

每一天爱自己

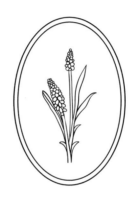

[美] 露易丝·海 / 著　　谢佳真 / 译

全球自我疗愈先驱 露易丝·海 **366** 篇治愈经典

陕西新华出版传媒集团
太白文艺出版社·西安

图书在版编目（CIP）数据

每一天爱自己 /（美）露易丝·海著；谢佳真译
. -- 西安：太白文艺出版社，2022.12（2023.6 重印）
ISBN 978-7-5513-2283-6

Ⅰ.①每… Ⅱ.①露…②谢… Ⅲ.①心理健康 – 普
及读物 Ⅳ.① R395.6-49

中国版本图书馆 CIP 数据核字 (2022) 第 224820 号

TRUST LIFE
Copyright © 2018 by Hay House, Inc.
Originally published in 2018 by Hay House, Inc.
Tune into Hay House broadcasting at: www.hayhouseradio.com
陕西省版权局著作权合同登记 图字：25-2022-109

每一天爱自己

MEIYITIAN AI ZIJI

作　　者	[美]露易丝·海
译　　者	谢佳真
责任编辑	蔡晶晶
监　　制	黄　利　万　夏
特约编辑	曹莉丽　鞠媛媛
营销支持	曹莉丽
装帧设计	紫图装帧
出版发行	陕西新华出版传媒集团
	太 白 文 艺 出 版 社
经　　销	新华书店
印　　刷	艺堂印刷（天津）有限公司
开　　本	880mm×1230mm 1/32
字　　数	181 千字
印　　张	12.5
版　　次	2022 年 12 月第 1 版
印　　次	2023 年 6 月第 2 次印刷
书　　号	ISBN 978-7-5513-2283-6
定　　价	65.00 元

版权所有　翻印必究
如有印装质量问题，可寄出版社印制部调换
联系电话：029-81206800
出版社地址：西安市曲江新区登高路 1388 号（邮编：710061）
营销中心电话：029-87277748　029-87217872

用爱祝福这个世界

✦ ✦ ✦

　　我最后一次见到露易丝·海，是在她辞世前一个月左右，那时我跟她提出了一个方案——想从她最有影响力的几本著作里撷取精华，编一本一年 366 天的文摘集。"哇，我好爱你的这个点子！"露易丝兴奋地说。她紧紧握住我的双手，神情就像刚收到生日蛋糕的小女孩。尽管她身体十分虚弱——毕竟她都 90 岁了，但依然神采奕奕，充满干劲。

　　我也很激动地对她说："把你最喜欢的教诲集结成册，是让读者能天天与你同在的最好方式。他们可以跟你共进早餐、一起冥想，还可以把你放在洗手间的架子上（露易丝听到这里'扑哧'大笑起来），通勤时阅读你，一整天都带着你。"

　　"你知道吗？其实，我每天晚上都跟全世界千千万万的人一起上床睡觉！"露易丝说，眼睛里闪着光。

　　"我知道。"我说。

　　"还有，你知道吗？我每天早上也跟千千万万的人一起醒来！"露易丝说。她指的是世界各地的数百万名粉丝，都已经习惯使用她的肯定语来开启与结束每一天的生活，无论他们是看书，或是听她的录音课程。

露易丝是自助运动的开创者，数十年来成为偶像人物的她，从来不曾把自己塑造成无所不知、永不犯错的导师。事实上，她总是强调，只有你才可以疗愈你的人生。她不过是引导你上路，让你记起自己的真实本质：强大、充满爱。2008年，《纽约时报》给了她一个头衔——新时代天后。然而她成为"新时代天后"的历程一点儿都不轻松，也不传统。

走过低谷，成就露易丝·海之路

露易丝在自己的著作中，勇敢而坦率地分享了她的人生故事，包括遭到继父虐待、被邻居强暴，以及高中辍学、怀孕，并在16岁生日时把刚出生的女儿送人收养。"我没有勇气自杀，但我曾经每天祈祷自己早点死去。"露易丝有一次这么告诉我，"我的人生很痛苦，但我还是一路跌跌撞撞地走过来了。"

然后她搬到芝加哥，有什么工作就做什么。"我逃离了家人的虐待，但无论走到哪里，都会遇到更多的虐待。"露易丝回忆道。1950年，她前往纽约市，成为高级时装模特，合作的设计师包括比尔·布拉斯（Bill Blass）、波林·特里该里（Pauline Trigère）、奥莱格·卡西尼（Oleg Cassini）等人。在纽约时，她邂逅并嫁给了英国商人安德鲁·海（Andrew Hay），然后夫唱妇随地走遍世界各地，觐见过王室成员，甚至出席过白宫的晚宴。

结婚 14 年后，安德鲁为了另一个女人离开了她，她的世界崩塌了。"我发现自己又跌到了谷底！"露易丝告诉我，"那个谷底更糟糕，我只想钻到谷底的大石头下，从此消失。"

有一天，朋友邀请露易丝去听演讲。"我本来没打算去，但幸好我去了。"露易丝说，"那天晚上，我听到有人说：'如果你愿意改变想法，就可以改变人生。'我内心的声音告诉我：'请认真听。'于是我照做了。"

一夜之间，露易丝成了形而上学及新思维（New Thought）灵性思想的狂热学生。她最爱的作者，包括赫赫有名的佛罗伦斯·斯科维尔·希恩（Florence Scovel Shinn）、欧内斯特·赫尔姆斯（Ernest Holmes）与艾米特·福克斯（Emmet Fox）。"那时我已经很多年没摸过书了，就这么开始天天看书。"她回忆道，"我准备好了，学生们也准备好了，老师和教诲就会出现。"露易丝接受培训后，成为一名治疗师，后来前往艾奥瓦州的费尔菲尔德（Fairield），就读玛哈里希·玛赫西·优济大师（Maharishi Mahesh Yogi）开设的大学，并跟随玛赫西大师学习超觉静坐。

在露易丝所称作的"学校"中她学到了很多关于疾病和造成疾病的心理模式，并洞悉两者之间的关联（露易丝总是把疾病"disease"写成不适"dis-ease"，以强调身体的任何症状都与你自己或环境中出现的某种不协调有关）。露易丝开始从她读过的书、治疗过的病人，以及自己的想法和研究中收集信息。后来，由于许多看过她笔记的人都在用力宣传，露易丝把这些笔记整理成一本蓝色的小册子，并命名为《什么会伤人》

（*What Hurts*），而且一口气就印了 5000 本。"有朋友很担心我多印了 4000 本，怕我亏钱！"她告诉我。结果她的朋友白操心了，这本被大家称为"小蓝书"的作品，不到两年就销售一空。露易丝相信确实有人需要这些信息，于是她把原有的内容进行扩充，写成了《生命之重建：治愈你的身体》（*Heal Your Body*）一书。

就在这时，露易丝被确诊罹患宫颈癌。"又一个谷底！"她喊道，"但这一次不一样。我的老师对我说：'露易丝，你吃了这么多苦，不是为了现在死掉。你还有一辈子要活，是时候把你的知识付诸实践了。'所以，我就这么做了。"露易丝为自己拟定了一个治疗方案，帮助自己疗愈生命。她落实新思维原则，专注于宽恕，并与治疗师、营养师等医疗团队合作。几个月后，医生确认她的癌症消失了。

1984 年，露易丝创办了海氏出版公司（Hay House），并正式出版了她的书《生命的重建》（*You Can Heal Your Life*）。这本书收录了小蓝书的内容、她广受欢迎的公开教导，以及她经手过的个案与朋友的故事。《生命的重建》一炮而红，在全世界售出了 5000 多万本，让露易丝成为历史上最畅销的女作家之一——名列第四，前三名是 J. K. 罗琳（J. K. Rowling）、丹妮尔·斯蒂尔（Danielle Steel）与芭芭拉·卡德兰（Barbara Cartland）。不仅如此，这本书还催生出全新类型的自助书籍。

最让人难忘的一件事，大概是 1980 年在艾滋病流行期间，露易丝的付出为艾滋病患者开创了先河。当时的医学界对艾滋病束手无策，而一般人更是对艾滋病患者唯恐避之不及。艾滋病患者成了最新的边缘人，生活在恐惧和耻辱之中，对自己生病的事秘而不宣。然而，露易丝没有被吓到，她挺身而出，在六年半的时间里，每个周三的夜晚都会为 HIV（艾滋病病毒）携带者及艾滋病患者主持支持性的小型聚会。

"有位客户私下问我，是否愿意为患艾滋病的男病友主持聚会。我说没问题。事情就是这样开始的。"露易丝告诉我。第一次聚会是在露易丝家的客厅里举行，有 6 名男士出席。"我告诉他们，我们将要做我一直在做的事，也就是专注于爱自己、宽恕，并放下恐惧。我还告诉他们，我们不会坐在那里玩'比惨'游戏，因为这对谁都没有好处。"

每周的例行聚会，参加的人越来越多，变成了大家口中的海氏夜游（Hayride）[1]。"最后，我家的客厅塞进了近 90 名男子。我都无法想象邻居是怎么看我们的。每周我们都会谈心，一起哭、一起唱歌，还会做镜子练习和其他疗愈自己、疗愈彼此及疗愈地球的冥想。每次聚会结束时都会拥抱彼此，这有助于爱的交流，而且要找搭顺风车的对象也非常方便。"露易丝笑着回忆道。

西好莱坞（West Hollywood）意识到露易丝受欢迎的程度，以及她工作的重要性，特别提供了可容纳数百人的场地。"后来，我们周三的晚间聚会有近 800 人参加。这时来的不只是男

---

1 Hayride（直译为干草骑）是美国传统活动之一，通常是在秋季农作物收割后，全家人一起乘坐垫有干草的拖拉机或者马车进行娱乐性的出游或夜游。此处是因为露易丝的夫姓 Hay 才有这样的戏称。

艾滋病友，而是男女都有，还包括他们的家人。若是谁的母亲第一次来参加这个聚会，我们就会起立为她鼓掌，表示欢迎。"

丹尼尔·佩拉尔塔（Daniel Peralta）是露易丝的挚友，1986 年 1 月他第一次见到露易丝时，是参加海氏夜游的一场电影首映，片名是《敞开大门：对艾滋病的正向做法》（*Doors Opening: A Positive Approach to AIDS*）。"露易丝·海让我认识无条件的爱。"丹尼尔这样对我说。他曾经写了一篇文章介绍海氏夜游，文中提到露易丝的仁慈和慷慨："露易丝·海正在引领一种新的可能性，一种新的存在方式。她让我们学会爱自己，并列出实际的步骤来开启这个过程。她温柔地邀请我们以一种全新的方式来跟自己独处，练习自我接纳及自我照顾。这不但能打动人心，又有疗愈效果。我清楚记得露易丝拥有这种了不起的本领，她能快速地凝聚一群人的向心力，让大家一心一意地团结在一起。"

1988 年 3 月，露易丝在同一周内收到《奥普拉脱口秀》（*The Oprah Winfrey Show*）及《唐纳休脱口秀》（*The Phil Donahue Show*）节目的邀请。在这两个节目露脸后，她的《生命的重建》登上《纽约时报》的畅销书排行榜，而且蝉联了 13 周。如今在美国及世界各地，露易丝·海成了家喻户晓的名字。

所幸，露易丝请了助手，并在 1987 年正式为海氏出版公司申请公司登记。事实证明，这些助手的实力，足以迎接露易丝名声大噪之后的挑战！最幸运的是，她录用了一位 25 岁名叫里德·特雷西（Reid Tracy）的会计师。里德力争上游，于 1998 年晋升为公司总裁，带领海氏出版公司成为疗愈与自助运动的国际领先品牌。海氏出版公司除了出版业务，事业版图还扩展到录音、影片、在线课程及国际工作坊，等等。海氏出版公司在澳大利亚、英国、南非和印度都设立了办事处，因此露易丝不论在世界的哪一个角落都能有家的感觉。

虽然海氏出版公司一开始是分享露易丝的日常教诲，但很快便吸引了其他人加入这个大家庭，包括韦恩·戴尔（Wayne Dyer）、玛丽安·威廉姆森（Marianne Williamson）、卡洛琳·密斯（Caroline Myss）、迪帕克·乔普拉（Deepak Chopra）等引领潮流的作家及导师。在 2015 年海氏出版公司世界高峰会（Hay House World Summit）的访谈中，露易丝告诉我："当然，首先我要我们（海氏出版公司）在财务上取得成功，这样才能支付薪水、照顾每一个人，但我有一个更远大的愿景。我从那时候就知道海氏出版公司的真正目标，直至今天我仍如此相信，那就是协助创造一个大家可以安心去爱的世界。我们发行的每一本书，都是在用爱祝福这个世界。"

到了晚年，露易丝退出海氏出版公司的日常营运工作，更专注于她的慈善组织——创办于 1986 年的海氏基金会。"我想亲眼看到这个世界完成疗愈，圆满而完整，每个人都能衣食无缺、安居乐业。"当她开始支持许多有意义的理念时，她肯定地说道。海氏基金会鲜少宣扬它对这个世界的爱心活动，这也是露易丝的意思。露易丝非常清楚，我们疗愈自己的生命不仅仅是为了自己，也是为了让自己可以在这个世界上成为爱的存在——一个因为爱自己而爱别人的人。

关于你手上的这本书

为了向露易丝的人生与事业致敬，你现在手上的这本书集结了她最有影响力的作品，从中摘取出她最启迪人心的教诲。露易丝一生的著作超过 30 本，其中包括自助书、健康书、食谱、童书系列，甚至还有一本着色本！她还与其他作家合作写书，例如与谢丽尔·理查森（Cheryl Richardson）合作的《生命的重建：你的人生不一样》（*You Can Create an Exceptional Life*），与我（罗伯特·霍尔登）一起合作的《活出生命的所有可能》（*Life Loves You*）。她创作录音课程以及《我能做到！》（*I CAN DO IT!*）年历。希望你阅读本书的每日书摘时，能窥见露易丝每一部作品里蕴含的智慧，从而吸引你去阅读她的其他作品。

这本书里有 366 则书摘，一天一则，还包括闰年多出来的一则。每日书摘都以露易丝的一句肯定语作为标题供你练习，下方是一则启迪心灵的摘文，值得你深思与运用。我在筛选每一则书摘时，都想象露易丝跟我坐在一起，就像我们合作写《活出生命的所有可能》那时候一样。事实上，我在书桌旁多放了一把椅子——露易丝的椅子。我每挑选一则书摘，就会在心里询问露易丝是否满意。如果收到的答复是满意，就放进书里；如果不是，就拿掉。

露易丝是灵性的实用主义者，她不只是对理论感兴趣，同时也很重视是否有用、有什么帮助。在《生命的重建》一书中，露易丝写道："我热爱'如何做'。除非我们知道如何套用理论、做出改变，否则全世界的理论都是无用的。我一向是个务实、讲求实效的人，非常需要知道怎么做事。"因此，我确信这本书里的每一则书摘都会为你提供灵性的实修方法，真正改变你每一天的经历，让你的每一天都变得不同。

在这本书中，我尽量让露易丝毕生志业的几个核心主题能贯穿全书。比如，我不想把所有关于爱自己的书摘都集中放在2月或9月，难道其他月份就不用爱自己了吗？为了做到这样的取舍标准，我参考了自己归纳的清单，整理出露易丝的十大核心理论——在露易丝离世后不久，我便在她的Facebook账号中，与她的数百万名粉丝分享了这份清单，作为对她的特别献礼。

以下十大理论并不是决定性的、权威性的，但我由衷希望这能够成为辅助你使用本书的一个宝贵工具。

一、镜子练习

露易丝是镜子练习的先驱：面对镜中的自己，深深凝视自己的眼睛，反复说出关于自己的正向信息。如果你是露易丝的朋友，可能会一起做镜子练习。我们合作写《活出生命的所有可能》的时候，大部分的对话都是在她家里客厅中一面落地镜前面进行的。

露易丝将生命视为一面镜子，它会映照出我们与自己的关系。如果我们能够不带批判或羞耻地直视生命之镜，便会看见真实的自己，我们会原谅自己、更爱别人，还会让生命爱我们。

露易丝推荐每个人都做镜子练习，这是破除爱自己障碍的最迅速、最有效的方法。她在《心灵的重建》(*Love Yourself, Heal Your Life Workbook*) 一书中写道：

"当大家带着问题向我求助，不管是什么问题——健康状况不佳、钱不够用、感情失和、创意被扼杀——只有一件事是我着力最深的，那就是爱自己。"她鼓励每个人每天一次，对着镜中的自己说："我爱你，我真的爱你。"她会说："别害羞，这只是换个方式说生命爱你！"

二、选择发自内心的想法

露易丝是"肯定语天后"，她把世界视为一种心态。她在《生命的重建》一书中写道："我们唯一要处理的就是想法，而想法是可以改变的。"她还说："不管面临什么问题，我们的遭遇只是内在想法的外部效应。即便你讨厌自己，那也只是你对自己的一个想法而已。"

于是，肯定语就派上用场了。无论我们说什么、想什么，都是在认可或者肯定我们生活中的经历——而我们所说和所想的，有极大部分都偏负面。当我们改变对自己（别人）的看法时，我们在这个世界的经历也会随之改变。使用积极、正向的第一人称来陈述时，就是在生活中认可并创造出更多我们真正想要的东西。我们正在重新训练自己的思维与说话方式，使之成为我们选择的模式。

露易丝通过改变自己的想法，从而疗愈了她的生命。她曾经对我说："我的第一句肯定语是'我很美，而且每个人都喜欢我'。一开始我自己都不相信，但还是一遍遍地反复说。大约三天后，我注意到人们开始对我友善了起来。在我该停车的地方，旁边就有停车位；在我该过马路时，红灯变成了绿灯，让我准时抵达目的地。我的第一句肯定语改变了我的生活经历，这是奇迹。"

露易丝鼓励我们所有人检视自己的想法，然后选择想法。她说："要想对你有用的想法！"选择发自内心的想法，那会是充满爱的肯定语，然后把它带进你的生活。不要光说不做，只是嘴上说着肯定语，而不行动，这对你毫无益处。大声唱出来，就在镜子面前。把肯定语贴在冰箱上、写在手上，然后真心实意地照着肯定语来生活。

三、聆听你内在的声音

露易丝很爱谈论"内在的声音"，这是她对灵性指引的昵称。她在《启动心的力量》（*The Power Is Within You*）一书中写道："我相信我们的心智永远跟'一'的无限智慧（One Infinite Mind）连线，所以我们随时都可以取用一切的知识与智慧。我们联结着这个无限智慧，联结着创造我们的宇宙能量（Universal Power），而联结的管道就是我们内在的光芒——我们的高我，或者说是内在的能量。"

露易丝学会按照指引来生活，她信任自己内在的声音。"自从我在灵性道路上迈出第一步，就觉得凡事都不受我控制了，我也不需要试图掌控什么。生命总是给我需要的一切，而我就只是响应出现的所有事情。"她是如此告诉与她合作写《生命的重建：你的人生不一样》这本书的谢丽尔·理查森的。

露易丝最爱的灵性修持之一是静静地坐着，最好是坐在镜子面前，与她内在的声音联结，然后问："今天你想让我知道什么？"

四、原谅任何人、任何事

"你是如何变成露易丝·海的？"我曾经在一次访谈时问过她这个问题。

露易丝只用了两个字回答："宽恕。"

"要是我没有原谅那些伤害过我的人，就不会有今天的我。我不会为了他们以前做过的事而惩罚今天的自己。"露易丝在《启动心的力量》中写道。她对原谅的定义非常简单，就是放下过去，她说这是通往自由的道路，也是为未来增添明亮色彩的一个必要的"奇迹配料"。

《奇迹课程》（A Course in Miracles）刚出版的时候，有人送了一本给露易丝，书中对宽恕的教导给了露易丝许多启发。她在《生命的重建》中写道："在《奇迹课程》中反复地强调，宽恕几乎是对所有事情的解答。"

五、为今日感恩

我在《活出生命的所有可能》这本书一开始，分享了露易丝和朋友在感恩节共进午餐的小故事，来说明在露易丝的心中，感恩是一种日常的灵性修持——而不是偶一为之的仪式。每天早上，她都会先感谢床铺让她一夜安眠！接下来这一整天，也随时真心诚意地践行感恩。我印象最深刻的是，她会感谢自己使用的电脑、车子、水壶等无生命的对象，感谢它们能够表现得如此出色。"当我开始感恩时，我会更享受每一天的生活。"她告诉我。

露易丝明白感恩是一种认可，你越懂感恩，就越能找到感恩的理由。露易丝写了很多年的感恩日记，她在《感恩：一种生活之道》（*Gratitude: A Way of Life*）中写道："晚上，在睡觉之前，我会回顾这一天，祝福并感恩我的每一个体验。如果我觉得自己犯了错，或是说了不得体的话，抑或是做了不太好的决定，我也会原谅自己。"

六、照顾好你的身体

在去陪伴露易丝的前一晚，我收到了她的电子邮件："带上短裤，你要跟我一起上阿莉亚的普拉提课。没错，你要上课。要不然，你就得穿我的短裤上阵了。"她写道。阿莉亚·卡卓（Ahlea Khadro）是露易丝的物理治疗师，在露易丝生命的最后20年，主要是由她负责照顾露易丝的健康。露易丝跟着阿莉亚研究营养学，练习瑜伽和普拉提，学习煮大骨汤，并在阿莉亚家的一小块土地上栽种有机蔬果。她们两人与希瑟·戴恩（Heather Dane）合写了一本书，书名是《爱自己，让自己健康》（*Loving Yourself to Great Health*）。

露易丝告诉我们，你真正的身份是你的内在灵性，而不是外在的肉身。但是，她也主张，照顾好身体是一种爱自己的行为。露易丝教导我们："原谅自己以前没有善待身体，从今天开始，用爱与尊重来对待身体。"我用爱来聆听身体的信息，是露易丝最喜欢的肯定语之一。每天，她都会抽出时间安静下来，将注意力聚焦在身体上，然后与她的内在声音联结，并询问："今天我该如何爱我的身体？"

七、现在正在创造你的未来

露易丝说自己大器晚成。就像她说的那样，她一路"跌跌撞撞"地来到了半百的年纪。50岁时，她出版了自己的第一本书；60岁时，她创办了海氏出版公司及海氏基金会。她的后半生充满了新的开始，每个新年伊始，露易丝都会带着直觉设定目标，包括追求灵性上的成长，努力学习新事物，以及计划到从未去过的地方旅行。

露易丝欣然接受自己日渐老去，她没有把年纪当作停止学习与成长的借口。她喜欢说："我活在各种可能性之中。"她意识到，每一个新的10年都带来了独特的智慧与礼物。"我能够努力的时间点，永远是在当下这一刻。"她肯定地说道。

2013 年，我在海氏出版公司首度举办的新活动"点燃！"（IGNITE!）开幕典礼上致辞。前一天，我发电子邮件给露易丝，问她有没有什么话想对听众说。以下是她给我的回信：

我做的每一件新鲜事都点燃了我的生命。
勇敢踏进新领域，是如此地令人兴奋。
我知道前方只有好事等着我，
所以不论生命要给我什么，我都做好了准备。
新的冒险让我们永葆青春，
而向四面八方送去爱的想法，让我们的生活充满了爱。
86 岁是我人生的新起点。

八、对你的人生说 yes

露易丝喜欢说自己是住在"没问题宇宙"的一个"没问题先生"，也就是"凡事都说好"的人。她在《生命的重建》中写道："不论我们选择相信什么、想什么、说什么，宇宙总是跟我们说 yes。如果我们想着贫穷，宇宙会说 yes ；如果我们想着繁盛，宇宙同样会说 yes。一切都是我们说了算。"重点在于，注意你在对什么说 yes，因为你将会把自己认可的东西吸引过来。

"我所做的，就是倾听自己内在的声音，然后说 yes。"露易丝回顾自己成为作家、演讲人、出版商、导师、艺术家及行动主义者的所有工作后，这样对我说道。对露易丝来说，说 yes 代表很多意思——接受疗愈生命的责任；愿意对着镜中的自己说"我爱你，我真的爱你"；鼓足勇气撰写并出版她的小蓝书；答应主持海氏夜游；创办一家出版公司。其中最重要的是，信任"一"的无限智慧会指引她前进的每一步。

九、记得乐在其中

露易丝的前半生没什么乐趣可言，但是她的后半生完全弥补了这一切。很大程度上，这要归功于她为自己的内在小孩所做的疗愈工作。

露易丝鼓励大家要跟自己的内在小孩互动，后来她把这个行为称为内在小孩游戏。她教导我们必须愿意去爱自己的内在小孩，才能成长为一个成熟、明智的大人。"对你的内在小孩说 yes。"露易丝说："关心你的内在小孩。你越是爱他、接受他，便能越早疗愈你的过去、走进现在，然后走出来玩乐。"

70 岁时，露易丝还去上儿童绘画班。她回忆道："我小时候很爱涂涂画画，但是开始受虐后就停下了。"75 岁时，露易丝从儿童绘画班毕业，改上成人班。之后 10 年，她追随过好几位绘画老师，包括画家琳达·邦兹（Linda Bounds）。87 岁时，露易丝在加州维斯塔（Vista）市中心的艺术节拍画廊街（Art Beat on Main Street Gallery）首度举办个人的公开画展。这场画展深受大家喜欢，原定展出两周结果被延长到六周，共售出几百幅复制品，每一幅都有露易丝的亲笔签名，所得全部捐给了海氏基金会。

十、让生命爱你

露易丝最后一次上《奥普拉脱口秀》时，奥普拉说有些人认为再谈什么改变或者成长都已经太迟了，问露易丝会给这样的人什么建议。露易丝语重心长地回答道："好好再想想，别因为你长久以来都相信某件事，就代表你永远都要这样想。拥抱那些能支持你、鼓舞你的想法。你要明白，生命是爱你的。如果你爱生命，美好的事就会降临。"

生命爱你是露易丝的招牌肯定语，这句话最能体现她的人生与志业的核心思想。在签书会上，面对排队的书迷们，露易丝会认真地在每一本书上都写下生命爱你。她会在电子邮件的结尾处写生命爱你，会在结束通话及视频聊天时说生命爱你。她所说的生命，指的是在万事万物背后运作的那个"一"的无限智慧。

然而，生命爱你不仅仅是一句肯定语，更指出了对人生抱持基本信任的处世哲学，鼓励我们相信生命（"一"的无限智慧）、追求至善，我们越是热爱生命，生命就会给我们越多的爱。在这条信任的道路上，第一步是愿意让爱走进来。多爱自己一点，才能够真心诚意地多爱彼此一点。如此，我们在这个世界上，便会成为爱的化身——一个由衷肯定我爱生命，生命爱我的人。

——《活出生命的所有可能》的共同作者
罗伯特·霍尔登（Robert Holden）

生命的每一刻都是崭新的起点

在我无限生命的这一世中，
一切都完美、圆满且完整，却又总是在变化。
没有开始，没有结束，
只有不断循环再循环的本质与体验。
生命从来不会卡死、停顿或腐朽，
因为每时每刻都是崭新的。

我拥有创造我自己的能量，
而能量赋予我开创境遇的力量。
我很高兴地知道，自己拥有智慧的力量，
可以随心所欲地使用。

生命的每一刻都是走出旧路的新起点，
就在此时此地，
这一刻就是我的新起点。
在我的世界里，一切安好。

就在这一年，我要用心改变

　　很多人都会制订新年计划，却鲜少有人能从改变内心做起，于是很快就放弃了。除非你改变内在，愿意对自己的心下功夫，否则外在的一切都不会改变。你唯一需要改变的，只有想法。即便你自我厌弃，那也不过是你对自己的一个想法而已。

在这一年，你可以为自己做什么好事？

在这一年，你想做哪些去年没做的事？

在这一年，你想放下哪些去年紧抓不放的东西？

你想对自己的生活做出哪些改变？

你愿意努力，为自己带来那些改变？

安心向内看

你是谁？你为什么在这里？你的人生信念是什么？几千年来，要寻找这些问题的答案，都要由外向内探求。不过，这代表什么意思呢？

我相信每个人的内在都有一股力量，它慈爱地引领我们走向完美的健康、完美的感情、完美的事业，并带给我们各式各样的富足。要拥有这一切，首先，我们必须相信以上种种皆有可能；其次，我们必须自愿改变某些生活方式。那些我们一直念叨着不想要的境遇，其实就是这些方式导致的。

至于方法就是向内探索，挖掘内在的力量，因为只有它才能洞悉什么对我们才是最好的。如果愿意把生命交付给这个比我们更伟大、爱我们、支撑我们的内在力量，我们便能打造更有爱、更富足的生活。

我置身在爱之中

　　每个人都有能力更爱自己，每个人都值得被爱。我们值得好好生活、健健康康、被爱也爱人，还要过得富足、快乐；而我们内在的那个小孩，值得成长为一个出色的大人。所以好好看看，你就置身在爱之中。看到自己快乐、健康、完整，看到放进所有细节的生活，就像你梦寐以求的那个样子。你知道，你值得这一切。

　　然后，汲取你内心的爱，让爱开始流动，填满你的身体，又从你的身体流溢出去。想象你爱的人坐在你的身边，让爱流向左边的那些人，给他们送上安慰。用爱与支持来包围他们，祝福他们美满安康。再让你的爱流向右边的那些人，让疗愈的能量、爱、平静和光包围着他们。让你的爱在房间里流动起来，直到你坐在一个爱的包围圈里，感受爱的不断循环，它从你身上流出去，然后再加倍地流回你身上。

我相信自己拥有改变的力量

　　当你认同这些观念，并将它们与你的信念合二为一时，你就会变得强大，然后，问题就会自动解决。你的目标，就是改变你对自己的看法，以及改变你对所生活的这个世界的看法。

1. 每个人都要对自己的境遇负责。
2. 我们的每个想法都在创造我们的未来。
3. 每个人随时都在面对怨恨、批判、愧疚及自我厌恶的有害模式。
4. 这些只是想法，而想法是可以改变的。
5. 我们要放下过去，原谅每个人。
6. "当下"对自己的认可与接纳，是积极改变的关键。
7. 我们能够努力的时间点，永远是当下这一刻。

　　制造麻烦的不是人、地点或事物，而是你如何"解读"这些人生事件，以及如何"回应"。你的人生由你负责，不要拱手交出自己的力量。学会深入了解你内在的精神自我，并善用那股只为你好的力量来创造美好的未来。

为自己创造美好的新信念

我的每一个想法、我说的每一句话
都是一种认可。不是正面认可，就是负面认可。
正面认可会带来正面的体验，
而负面认可会带来负面的体验。

种下的是西红柿种子，只会长成西红柿；
而橡子只会长成橡树；小狗崽只会长成大狗。
如果我们一再重申对自己或人生的负面评价，
只会不断得到更多的负面体验。

现在的我，
已经改变以消极角度看待事情的固有习惯。
我养成了新习惯，
只谈论和认可生活中想要拥有的美好。
这样一来，
也只有好事会来到我身边。

生命很简单：
我们给出什么，便会得到什么

　　我们对自己的看法，终将成为事实。我相信每个人，包括我在内，都必须为我们人生的一切负责，不论好事、坏事都是自己招来的。我们的每个想法都正在创造我们的未来。每个人都在以自己的想法和感受，创造自己的生活。而我们所说的话语，都会表明我们的想法。

我们的处境是自己一手造成的，
放弃自己的力量，却把挫败归咎于他人。
没有任何人、地点、事物，可以左右或牵制我们，
因为"我们"是心智中唯一的思考者。
当我们保持平和、和谐及平衡的心态，
便会在生活中看到同样的状态。

我很美，而且每个人都喜欢我

　　对我来说，镜子练习一开始并不容易。我最难说出口的话是露易丝，我爱你！我流着泪，反复练习。每当我对自己说我爱你时，都会心生抗拒，无法一口气说出来。但我坚持下来了，很庆幸自己做到了，因为镜子练习让我脱胎换骨。

　　　　有一天，我决定做个小小的练习。
　　　　我看着镜子对自己说：
　　　　"我很美，而且每个人都喜欢我。"

　　一开始我自己都不相信，但我对自己很有耐心，很快就觉得不会太难以启齿了。然后，那一整天，不管我走到哪里，都会对自己说："我很美，而且每个人都喜欢我。"这让我的脸上露出了笑容。大家给我的回应也让我很惊讶，每个人都很友好。那天我体验到了一个奇迹—— 一个爱自己的奇迹。

我爱自己，也认同自己

　　爱是万灵丹。爱自己，能够在生活中创造奇迹。我说的不是虚荣、自大或自命不凡，这些只是恐惧而不是爱。我说的是好好尊重自己，对我们奇妙的身体与心灵心存感激。

　　对我而言，爱是感恩，充盈着我的心，并向外流溢。爱可以流向四面八方，我可以因为以下这些而感受到爱：

- 生命的历程。
- 活着的喜悦。
- 我看见的美。
- 另一个人。
- 知识。
- 思考的过程。
- 我们的身体及身体的运作方式。
- 不同种类的动物。
- 形形色色的植物。
- 宇宙及宇宙的运行方式。

你还可以在以上的清单中，添加些什么呢？

我温柔地引导着自己的心智
去相信内在的智慧

没有任何人、地点、事物能够牵制我，
因为我是心智的唯一思考者。

小时候，我对权威人士敬若神明，而现在我正在学习把力量拿回来，成为自己的权威人士。现在，我接受自己是力量强大又有担当的人。当我每天早起冥想时，都会联结自己的内在智慧。生命的课程非常充实，我们逐渐明白自己既是学生，也是老师；我们每个人来此，既是为了学习，也是为了传授智慧。

当我倾听自己的想法时，
我会温柔地引导心智去相信自己的内在智慧。
成长并绽放，将你在尘世的所有事务
交给你的神圣源头。
一切安好。

我珍惜自己的身体，并妥善照顾

　　照顾好身体是爱自己的表现。随着你越来越了解营养学，就会开始注意到摄取某些食物后的身体感觉。会发现什么食物能给你带来充沛的体力，让你精神抖擞。然后，你会坚持摄取这些食物。

　　我们需要珍惜并保护自己所栖居的这个美好"圣殿"，而我相信善待身体的最佳方式，就是时刻牢记要爱惜身体。经常照镜子，凝视自己的眼睛，并跟自己说"我很棒"。每当你看到自己在镜中的影像，都要给自己回馈正面的信息。不论你是什么样子，只管爱自己，不要等到你变瘦了、练出肌肉了，或者胆固醇降低了，才去爱那样的自己。

现在就爱，你时时刻刻
都可以感受到自己的美好，
因为你值得。

我愿意爱自己

　　一整天都可以做镜子练习。早上起床后，你可以在卫生间的镜子前做第一次练习，然后在接下来的一整天里，每次路过镜子或在玻璃中看见自己的身影时，就做一遍。

1. 站在或者坐在镜子面前。

2. 凝视自己的眼睛。

3. 深呼吸，说出以下肯定语："我想喜欢你，我要真正学会爱你。去做就对了，好好享受吧。"

4. 再做一次深呼吸，说道："我在学着真正喜欢你，我在学着真正爱你。"

5. 这是第一个练习，我明白这可能有点难度，但请坚持下去。继续深呼吸，注视自己的眼睛。当你说出以下肯定语时，请加上自己的名字："我愿意学着爱你，（名字），我愿意学着爱你。"

6. 在接下来的一整天里，只要路过镜子或看到自己的身影，都要说出这些肯定语，即使在心里默念也行。

健康是我的神圣权利，
我现在就行使权利

　　我相信身体的每一种"病痛"，都是我们推波助澜的结果。身体和生命中的其他事物一样，都是我们内在想法与信念的一面镜子。只要肯花时间去倾听，就会发现身体总是在对我们说话。我们体内的每个细胞，都会回应我们的每个想法。

一旦察觉到
某种病痛背后隐藏的想法，
我们就有机会去改变，
从而改善身体的不适。
大多数人都不想生病，
但每一种不适都是我们的老师。

　　身体通过病痛，让我们知道自己的意识中存在着错误的观念——我们所相信的、所说的、所做的、所想的，都有违我们的至善。我总是会把病痛想象成身体拉住我们，并说道："请多注意！"

每一天都是我的新起点

　　今天是崭新的一天，是你开始创造喜悦、充实生活的日子，是你开始打破所有限制的日子，也是你学习生命奥秘的日子。你可以让自己的人生变得更好，而且你已经拥有了变得更好的工具。这些工具就是你的想法及信念。

　　你所想的每个念头、所说的每一句话，都是一种认可。内在的自我对话、喃喃自语，就是一个接一个的认可。不论你是否知道，你时时刻刻都在做这样的认可。你正在用每一句话、每一个念头，去认可并改写你的生命经历。

　　正面的肯定语可以打开大门，它是踏上改变之路的起点。本质上，你是在对潜意识说："我为自己负起责任，我察觉到自己可以做些改变。"有意识地选择一些词语，或是用于摆脱生活中的某些困境，或是有助于你为生命开创新局面。

　　　　今天我开启了全新又美好的一天，

　　　　　　以及一个美好的未来。

　　　　每一天都是新机会，昨天已经过去了，

　　　　　　今天是未来的第一天。

　　　　即使面对瞬息万变的生活节奏，我依然感到安心。

我的存在是美好的

当你还是婴儿时，你是多么地完美。婴儿什么都不用做，就很完美了，他们似乎也知道这一点。他们似乎知道自己是宇宙的中心，不怕提出自己的需求，可以自在地表达所有情绪。小宝宝一旦发脾气，你一定会知道——事实上，所有人都会知道。而当小宝宝开心时，你也会知道，因为他们的笑容照亮了整个房间，他们充满了爱。

没有人爱的小宝宝，会活不下来的。等我们年纪稍大一些后，才能学会如何过没有爱的生活，但小宝宝受不了那种日子。小宝宝也喜欢自己身体的每个部位，甚至包括自己的排泄物。他们有着不可思议的勇气。

你曾经也是这个样子，我们都一样。后来，我们开始听进大人们的那一套，他们把自己学会的害怕灌输给我们，于是我们开始否认自己是美好的、精彩的。

当我帮助的对象想说服我，说他们有多糟糕或多不值得被爱时，我从来不相信。我的工作是把他们带回到过去，回到他们懂得如何真正爱自己的那个时候。

我疼惜地拥抱内在小孩

　　我发现与内在小孩一起疗愈过去的伤痛，效果最佳。不过，有时候我们无法与内在那个惊恐的小孩连上线。如果你的童年曾经活在恐惧与争吵中，而现在的你在精神上也折磨着自己，那么你大概也会以同样的方式来对待你的内在小孩。

> 即便你长大了，
> 内在小孩仍然无处可去。
> 你必须打破父母的限制，
> 你必须重新与内心里那个
> 迷失的小孩建立连接。
> 这个孩子需要知道你在乎他。

　　现在花点时间，告诉你的内在小孩："我在乎你，我爱你。我真的爱你。"这些话或许你常说，但针对的都是内在那个长大成人的你，所以现在开始跟这个小朋友说说话吧！想象你牵起他的手，连续几天形影不离，看看你们会有什么奇妙的快乐经历。

通过爱的眼光来看自己

"我的第一次镜子练习做得很不顺利。"露易丝说。

"怎么回事？"罗伯特·霍尔登问道。

"我挑剔自己，而且找出了一堆问题。"她笑着说。

"我眉毛不好看、满脸皱纹、唇形也有问题……，我能列出一长串的问题清单。"

"当时，你是不是很想喊停？"

"没错，好在我有一位非常值得信任的好老师，他帮助我能安心地面对镜子。他跟我解释这不是镜子在批判我，而是我在批判自己。所以，我不用害怕镜子。"

"所以，你坚持下来了。"

"没错，过了一阵子后，我开始注意到生活上的一些小小奇迹。"露易丝说。

"怎么说？"

"红绿灯似乎专门为了我变成绿灯；在平时不可能有空位的地方，找到了位置很好的停车位。我跟上了生命的节奏，对自己更宽容，生活也变得更轻松。"

我愿意原谅任何人、任何事

　　当我们生病时，就需要扪心自问，看看有没有需要我们原谅的人。

　　《奇迹课程》中说："所有不适都来自不愿宽恕的状态。"以及"每当我们生病时，都得找一找，看看谁需要我们宽恕。"

　　我还要补充一点：你觉得最难以原谅的人，恰恰是你最需要放下的人。原谅意味着放手或放下，这不是指宽恕对方的行为，而是让整件事就此落幕。

我们不需要知道如何原谅，

只需要做的，

就是愿意去原谅。

有这个意愿，

宇宙自会安排解决之道。

我相信生命会给我需要的一切

几年前，朋友邀请我去纽约参加一场讲座。她不想一个人去，找我来做伴，我答应她了。不料我到了现场，她却没有来。起初我犹豫着是否要继续一个人待在那里，最后我决定留下来。

当时我听到有人说："如果你愿意改变想法，就能改变人生。"虽然这听起来很平常，却引起了我的注意，并且对我意义重大。我不知道这是为什么，因为我不是个好学不倦的人。我记得有朋友一直游说我去女青年会上课，但我都毫无兴趣。然而，那一天的讲座却触动了我，于是我决定留下来，继续听下去。

现在，我可以看出那天朋友爽约确实是一件好事。假如她来了，我的体验大概会不一样。

你看，一切都很完美。

我看到这个世界被爱包围着

　　想象自己站在一个非常安全的空间里，放下你的重担、痛苦及恐惧，放下陈旧、消极、负面的模式。看着它们离你远去。然后，看到你站在这个安全之处，张开双臂说道："我是开放的，欣然接受一切——愿意为自己声明想要什么，而不是不想要什么。"看到你自己是完整的、健康的、平静的，而且充满了爱。

　　在这个空间里，感受你与世界其他人的联结。让你的爱在心与心之间传递。把你的爱送出去，你知晓它一定会成倍地回到你身上；把你的安慰送出去，你知晓这些想法同样也会回到你身上。

　　在这个世界上，我们可以待在仇恨的包围圈里，也可以待在爱与疗愈的包围圈里。我选择待在爱的包围圈里。我明白每个人想要的毫无二致：和平与安全，以及心满意足地发挥创意来表达自己。

　　这个世界形成一个爱的包围圈，多么神奇；而世界，本就是如此。

建立有爱的世界，从我做起

　　我想略尽绵薄之力，帮忙建立一个人人都能安心相爱的世界，让我们可以表达真实的自己，被身边的人喜爱、接纳，没有批判、评断、责难或偏见。

　　爱要从家里落实。《圣经》中说："你当爱邻人，如同爱自己。"我们常常强调"爱人如己"，却忘了后半句经文的"如同爱自己"。除非你能先从内在爱自己，否则就不可能真心爱别人。爱自己，是我们能送给自己的最好礼物，因为当我们爱真正的自己时，就不会伤害自己，也不会伤害别人。一旦我们做到内心平和，就不会有战争，不会有帮派，不会有恐怖分子，也不会有无家可归的人；同时也没有病痛，没有艾滋病，没有癌症，没有贫困，以及没有饥饿。

　　因此，对我来说，这就是建立世界和平的处方。和平、理解、慈悲、宽恕，而最重要的，则是爱。我们内在的力量可以带动这些改变。

Trust Life

我爱自己当下的样子

究竟是什么能量创造了这个不可思议的宇宙？它通常被称为爱。我们时常听到这样的话，爱让世界转动。这是真的。爱是纽带，让整个宇宙不会分崩离析。

在我看来，爱是打从心底的欣赏。当我说爱自己时，指的是我们要由衷地欣赏真正的自己，接纳自己的一切——包括小小的怪癖、糗事、不擅长的事，以及所有美好的事。我们用爱接纳全部的自己，没有任何条件。

很多人要等到自己减肥成功、

找到好工作、加薪、

交到男朋友后，才愿意爱自己。

我们常常给自己的爱附加了太多条件。

但我们可以改变，

可以现在就爱当下的自己。

我可以选择自己的想法

　　有一天，露易丝和罗伯特·霍尔登沿着露易丝家附近的一条自然步道散步，有高大的老柠檬桉树为他们遮挡炎热的阳光。他们讨论起一条法则——你可以选择自己的想法。

　　"这条法则到底是什么意思？"他问露易丝。

　　她说："意思就是想法本身没有力量，而是你赋予了想法力量。"想法就只是想法，是我们意识中的其中一个可能性。唯有得到我们的认可，想法才会变得强大。"在你的脑海里，你是唯一的思考者，你可以选择并决定哪个想法为真、哪个想法为假。"

　　我们唯一要处理的是想法，而想法是可以改变的——这是罗伯特最喜欢的露易丝·海法则之一。大多数时候，我们会感到痛苦，是因为感应到了自己的某个想法。痛苦是心智的产物，这意味着我们的内心确实正在承受折磨。摆脱痛苦的方法，则是与你的心智做朋友，并提醒自己，你的想法是自己想出来的，而快乐只在一念之间。

我值得拥有自己的爱

　　镜子练习做得越多，就越来越上手。但请记住，这需要时间。因此，我才希望你养成经常做镜子练习的习惯。早上起床第一件事，先做一次镜子练习。随身携带一面小镜子，这样你就可以时常拿出来，看着自己说那些充满爱的肯定语。

1. 站在镜子面前。

2. 注视自己的眼睛。

3. 说肯定语时请加上自己的名字："（名字），我爱你，我真的、真的爱你。"

4. 现在花点时间，多说几遍"我真的、真的爱你，（名字）。"

5. 反复重复这个肯定语。我希望你一天至少说 100 遍。是的，没错：一天 100 遍。我知道 100 遍似乎不少，但等你找到窍门后，一天说 100 遍很容易。

6. 所以，每次路过镜子或从玻璃上看到自己的身影时，都要说出肯定语："（名字），我爱你，我真的、真的爱你。"

我爱真实的自己，
也接受这样的自己

　　我爱自己，并接受真实的自己。不论我在哪里，我都会支持自己、相信自己、接受自己。我沉浸于自己内心的爱，我将手放在心口上，感受到爱就在这里。就在此时此地，我知道还有很大的空间可以接纳自己。我接受自己的体重、身高、外表、性取向，以及自己的经历。我接受我为自己创造的一切——包括过去和现在，也愿意放手让未来发生。

我是生命神圣的、精彩的呈现，
而我值得最好的。
现在，我为自己接受这一切，
接受所有奇迹、接受疗愈、接受完整。
最重要的是，我接受我自己。
我是珍贵的，我珍惜真正的自己，
事实就是如此。

我用爱收下全部的账单

创造出我们的能量，
也为我们创造了需要的一切。
是否值得收下，全由我们决定。

目前我们所拥有的，就是我们已经收下的部分。如果想要不同的东西，或是希望拥有得多一点或少一点，光是抱怨并不能如愿。唯一的方法，是拓展自己的意识。

用爱收下全部的账单，
快活地开出支票，
要知道你所付出的，
都会加倍地收回来。

开始正面去看待"付账单"这件事，账单其实是好东西。这表示别人觉得你很可靠，愿意为你提供他们的服务或产品，并相信你有能力偿付。

"一"的无限智慧永远对我说 yes

　　我知道自己与所有生命是一体的。无限智慧围绕着我，渗透了我。因此，我完全仰赖宇宙以各种正向、积极的方式支持我。我所需要的一切，都已经在这里等着我。

　　这个世界里，有我吃不完的充足食物，有我花不完的富足金钱，有我认识不完的众多人口，有我无法全部领受的爱，还有超乎我想象的无限喜乐。

　　"一"的无限智慧永远对我说 yes。不论我选择相信什么、想什么、说什么，宇宙永远都会说 yes。我不会把时间浪费在消极或负面的想法及事情上，我选择以最积极的方式来看待自己和生命。我对机会与富足说 yes，对所有的好事说 yes。我是住在"没问题宇宙"的一个"没问题先生"，宇宙总会响应我，而我为这个事实欢喜。我很感谢自己与宇宙智慧合为一体，并得到宇宙能量的支持。谢谢这个世界，让我此时此刻能够享有这一切。

用爱为自己创造健康的身体

我与生命是一体的，
所有生命都爱我、支持我。
因此，我要声明：
我随时都保有完美的、充满活力的健康身体。

我的身体知道如何保持健康，
而我会给予它健康的食物，
欢喜地锻炼身体。
我的身体爱我，
我也珍惜并爱着我宝贵的身体。

我与父母不同，不会选择重现他们的病痛。
我是独一无二的，
我会健康、快乐、圆满地度过一生。
这是我存在的真相，我接受事实如此。
我的身体一切安好。

我随时随地都在发光

　　对我来说，此时此刻的身体是完美的，体重也是完美的。这是我自己的选择。我很美，一天比一天更有魅力。我以前很难接受这样的说法，但现在情况不同了，我对待自己就像对待一个深爱的人。

　　我学会时常犒赏自己一些健康的小点心和娱乐活动。这些爱的小小举动滋养着我，我会做自己真正喜欢的事，比如享受安静的时光、在大自然中散步、洗个舒服的热水澡，或者做能够带给我快乐的活动。

　　我喜欢照顾自己，也相信爱自己、做自己最好的朋友是正确的。我知道自己的身体充满了星光，不管我在哪里，我都在闪闪发光。

我用爱对自己说话

　　爱自己的最佳方式，就是放下过往负面的一切，活在当下这一刻。一般来说，年幼时，父母、师长及其他权威人士对你说的话，都会塑造你在自我对话（你在脑海里对自己说的话）时的基本模式。因此，在以下这个镜子练习中，我希望你能改变这种模式。

1. 站在或坐在镜子面前。
2. 凝视你的眼睛。
3. 说出以下肯定语："无论我跟自己说什么，都是出于爱。"
4. 反复地说："无论我看着镜子跟自己说什么，都是出于爱。"
5. 小时候你听到的话，有哪些还在你脑海中挥之不去？ 例如，"你笨死了""你不够好"……。花点时间去处理这些负面的话语，把它们改为正面的肯定语："我是天才，有源源不断的好点子""我是一个了不起的人""我值得被爱"。

6. 从这些正面的肯定语中，挑出几句反复练习，直到
   你能自在地说出口为止。

7. 在接下来的一天里，每次路过镜子或在玻璃上看到
   自己的身影时，都要停下脚步，反复说出这些爱自
   己的肯定语。

我用爱去倾听身体的声音

　　带你认识一下抄写肯定语的神奇力量！抄写肯定语可以强化句子的力量。现在，为你的健康抄写 25 遍肯定语，你可以自己编写，或是从下面挑一句：

我的疗愈过程已经开始了。

我用爱去倾听身体的声音。

现在，我的身体焕发光彩，
充满活力与动力。

我为我的健康感恩。
我值得拥有健康的身体。

我对内在的智慧毫无保留

在我无限生命的这一世中，
一切都完美、圆满且完整。
我相信有一种无比强大的力量，
每一时刻都流经我的身体。

我对内在的智慧毫无保留，
我知道整个宇宙只有"一"这个大智慧。
"一"的大智慧知晓所有答案、
所有解决方案、所有疗愈方法，以及所有新创造。

我信任这个能量与大智慧，
一切我需要知晓的事，都会揭露给我知晓，
而无论我需要什么，
都会在正确的时间，以正确的顺序到来。
在我的世界里，一切安好。

付出爱，也被人爱着

　　我相信每个人都是自己决定在特定的时空交会点，投生到这个世界的。我们选择来这里学习某种功课，以便在灵性进化的道路上不断前行。

　　要让生命历程以正向、健康的方式展开，其中一个方法是声明自己的个人真相。选择摆脱自我设限的信念束缚，因为它们会一直否定你所渴望的优势。声明你要转变负面的思维模式。放下你的恐惧与重担。到目前为止，我一直都很相信以下这些观念，也觉得对我很有用：

　　1. 我需要知晓的事，都会揭露给我知晓。

　　2. 我需要的一切，都会在正确的时间到来。

　　3. 生命充满了喜乐，也充满了爱。

　　4. 我爱他人，也被他人爱，我是讨人喜欢的。

　　5. 我健康、精力充沛。

　　6. 无论我在哪里都会成功。

　　7. 我愿意改变，也愿意成长。

　　8. 在我的世界里，一切安好。

我的高我对操控及愧疚感免疫

"帮助人们疗愈愧疚感是我最重要的工作。"露易丝说道，"只要你认为自己不配，继续怪罪自己，就会持续被困在一个对谁都没有好处的故事里。"

罗伯特·霍尔登问露易丝："愧疚感有积极的用途吗？"她回答："愧疚感唯一的积极作用就是提醒你，你已然忘了自己的真实身份，是时候记起你是谁了。"愧疚感是一个警告，当你偏离自己的真实本质，或是行为不是出于爱时，愧疚感的警钟就会响起。

"愧疚感不具有任何疗愈作用。"露易丝说。

"请解释一下。"罗伯特请求道。

"对自己做过的事或是别人对你做过的事产生愧疚感，并不会让事情一笔勾销。愧疚感也不能让过去变得更好。"

"你的意思是我们永远都不应该有愧疚感吗？"

"不是的。"露易丝说，"我的意思是，当你有愧疚感、认为自己不配或没有资格时，就应该把这种感觉当成你需要疗愈的信号。"

"露易丝，那我们如何疗愈愧疚感呢？"

"宽恕。"

我的事业就是做我喜欢的事

　　我把自己的事业交给大智慧来管理。从世俗的标准来看，不论我是否拥有自己的事业，我都是这个神圣智慧的器皿。"一"的大智慧是唯一的，而这个大智慧在太阳系的历史长河有过辉煌的纪录，数百万年来一直引领着每个星球沿着有序、和谐的路径运行。我愿意把这个大智慧当成我的合作伙伴，与强大的大智慧共事，我乐得轻松自在。

我从大智慧中得到所有的答案、
所有的解决方案、所有的疗愈，
以及所有的新创造与新点子，
让我的事业能够如此成功，
充满了喜乐的祝福。

我信任自己所有的生命历程

自从我在灵性道路上迈出第一步，
就觉得凡事都不受我控制了，
我也不需要试图掌控什么。
生命总是给我需要的一切，
而我只需回应出现的所有事情。

经常有人问我，当初是如何创办海氏出版公司的，他们想知道从我创立公司到今天的全部细节。我的答案始终不变——我接电话、拆邮件，处理眼前的事情。

我就是这样生活的，就像人生只是一步接着一步去处理好每一件事。所以，海氏出版公司刚创立的时候，公司里只有我跟当年 90 岁的老母亲（她非常擅长粘信封及贴邮票），海氏出版公司就是这样发展起来的。

每一天，富足都会以令人
惊喜的方式流淌进我的生活

第一次听到"每个人都可以取用宇宙的富足"这个概念时，我觉得是胡说八道。

"明明有那么多的穷人，"我对自己说，"看看我都穷到快没有指望了。"听到"贫穷只是你意识中的一个信念"这种话，只会让我更气愤。许多年后，我才意识到并接受这样一个事实——我的不富足，责任全在我身上。

我以前认为自己"不配""不值得""不应该得到""钱很难赚""我既无才华，也没能力"，正是这些想法让我深陷在"匮乏"的心智系统中。

钱是最容易显现出个人意识的。你对这句话有何反应？你相信吗？生气吗？无感吗？还是恨不得把这本书扔到房间的另一头？如果你有以上任何一个反应——太好了！这表示我已经触动你内心深处那个在抗拒真相的部分，而这正是你要下功夫的地方。是时候敞开你的心扉，去迎接所有的美好。

我信任自己的内在智慧

聆听你的内在指引并付诸行动，这是通往健康和幸福的道路。记住，你的健康必须由你踏出第一步，你的免疫系统会根据你照顾自己的能力，从中学习；你的细胞，也正在通过你的想法和信念来学习。重复以下肯定语：

我爱护并照顾自己的内在小孩。

我信任自己的内在智慧，想拒绝时就拒绝，

想说好时就说好。每天都在指引下，做出正确的选择。

神圣的智慧一直引导我，让我明白什么适合我。

每一天我都会听从自己的指引，

我的直觉永远跟我站在一起。

我相信直觉随时都在，我是安全的。

我为自己发声，想要什么就开口请求。

我要拿回自己的掌控权。

生命支持我，而且爱我

　　当大家带着问题向我求助，不管是什么问题——健康状况不佳、钱不够用、感情失和、创意被扼杀——只有一件事让我感触最深，那就是爱自己。

我发现，当我们真正爱自己，
接受并认同真正的自己，
生活上的所有事情都会慢慢上轨道，
就像小小的奇迹无处不在。

我们的健康会改善，会吸引更多的金钱，
人际关系会变得更加充实，
也开始能以富有创造力的方式来表达自己。
所有这些似乎不需要我们刻意努力，
就能水到渠成。

我的一天始于感恩，止于感恩

猜猜看，露易丝·海每天早上醒来会先做什么？不是刷牙，不是如厕，也不是跳伦巴。我不是说她每天早上都不做这些事，只是这些事不是她做的第一件事。

"当我醒来，在睁开眼睛之前，我会感谢我的床让我一夜安眠。"露易丝说。

"露易丝，在我认识的人里面，只有你会感谢床铺让你睡个好觉。"罗伯特·霍尔登告诉她。

"我很高兴你终于认识一个会做这种事的人。"她说。

"这不太正常，不是吗？"他开玩笑地说。

"我没兴趣当正常人。"她反驳道。

"大家都太在意自己是否正常。"罗伯特说。

"我也有同感。"露易丝说。

"你是从什么时候开始感谢你的床的？"

"我不记得了。"她说，那口气就像她已经做了一辈子了。

"是 30 年前？40 年前？"

"以前有一段时间，我一觉醒来时会想，噢，该死！又是新的一天了。"她大笑着说。

"这是一句强而有力的肯定语。"

我爱家人真实的样子

　　孩子不是父母的财产。他们是来自宇宙的祝福，是独立的灿烂灵魂，是充满灵性的老灵魂再次来体验人类的生活。

　　他们根据自己的课题及挑战，选择了今生的父母。如果我们敞开心胸，向他们学习，孩子会教导我们许多事情。孩子擅长考验父母，因为他们看待生命的角度跟大人完全不一样。父母往往会执意灌输孩子陈旧的观念，而孩子本能地知道那一套完全不适合他们。父母有责任提供一个安全的教养空间，让这个灵魂能够把自己的性格发展到极致。

　　但愿每个人都能意识到，每一个来到这个世界的孩子都是疗愈者，可以为人类的进步做出了不起的贡献，我们只要鼓励他们就行。如果试图强迫孩子按照老一辈传下来的模式生活，我们不仅伤害了孩子，还会伤害整个人类社会。

Trust Life

用爱祝福现在的情况

　　如果需要转化任何情况，我能分享的最有力的工具，就是爱的祝福。

　　　　无论你在哪里工作，
　　　　无论你对公司有何意见，
　　　　都要用爱去祝福。
　　　　我说的字字为真。

　　正向思考时，不能含糊不清地带过，你要说："我用爱祝福这份工作。"找个可以大声说出这句话的地方——说出爱的声音，会产生很强大的力量。

　　不只要祝福这份工作，你还要用爱来祝福职场上的一切——设备、用具、机器、产品、客户、同事与上司，以及任何与你工作有关的人、事、物。

　　为爱发声，能够创造奇迹。

我只允许善良、
有爱心的人走进我的世界

结束一段感情，对大多数人来说都是一件痛苦的事。我们常常会把自己的力量交给另一个人，认为对方就是我们感受到的爱的来源。要是对方离开了，我们便会撕心裂肺、情绪崩溃。

我们忘记了爱就在我们心里，我们有能力去选择自己的感受。记住，没有哪个人、哪个地方或哪件事，可以牵制我们。用爱去祝福另一个人，然后放下对方。

有些人对爱情太过渴求，以至于甘心忍受一段糟糕或恶劣的关系，为了和对方在一起，不计较对方是怎样的人。我们都需要好好爱自己，唯有如此，才能吸引那些适合我们的人来到我们身边。

我们每个人都必须拒绝任何形式的虐待。一旦接受了，就等于告诉宇宙一个信息：我们相信这是自己应得的。于是，就会招来并承受更多的虐待。请为自己说出以下肯定语：我只允许善良、有爱心的人走进我的世界。

生命无条件地爱我

　　注意这句肯定语，只有短短的四个字：生命爱你。你不用加上任何理由：生命爱你，因为……（因为我是好人、刚刚加薪或足球队赢了）。同样的，这句肯定语也不是未来式：等我……之后，生命就会爱我（比如，等我减掉 10 斤，等我的癌症治好后，或是等我交到女朋友后）。

　　　　生命爱你，
　　　　没有任何条件。

　　当你觉得自己是值得爱的、招人喜欢的，你所体验到的世界就是一个爱你的世界。世界是一面镜子。对自己说我爱你和生命爱你，两者其实没有差别，都是相同的爱。当你允许生命爱你，就会觉得自己是值得爱的、招人喜欢的；同样，当你觉得自己值得被爱、招人喜欢，就会允许生命爱你。现在，你已经准备好要做真正的自己了。

我感恩生命里所有的爱

　　允许这些肯定语丰富你的意识，知晓这些肯定语都将成为事实，能在你的生活中实现。要时常练习，并心怀喜悦：

- 经常问问所爱的人，自己要怎么做才能更爱他们。
- 我选择用一双充满爱的眼睛，把事情看清楚，并爱自己所看到的。
- 我将爱与浪漫融入了我的生活，并接受自己现在的生活。
- 爱无所不在，喜悦充满了我的世界。
- 我因每天遇到的爱而欢喜。
- 我自在地看着镜中的自己说："我爱你，我真的、真的爱你。"
- 现在的我值得拥有生命给我的爱、浪漫、喜乐及一切美好。
- 我置身在爱之中，一切安好。
- 我很美，而且每个人都喜欢我。
- 不管我走到哪里，爱都会迎面而来。
- 我只会吸引健康的感情，并总能得到善待。
- 我感恩生命里所有的爱，我在任何地方都能找到爱。

我爱自己，也爱性

　　人们常常以为性就是爱，或是以为必须有爱才能有性行为。很多人从小就相信，除非结婚，否则发生性行为就是可耻的、有罪的，或是认为发生性行为只是为了繁衍后代，而不是享受欢愉。有的人反对这种观念，认为性与爱无关。

　　人们对性的了解，可以追溯到童年时期。我们之中的多数人都是在"妈妈的神"的教育中长大，这是母亲在你年幼时教给你的信仰。神的形象，通常是蓄着胡子的老人，他端坐在云端，紧盯着世人的生殖器，好揪出犯下罪行的人。

　　好好想想宇宙有多浩瀚，又何其完美。好好想想创造这个宇宙的智慧，又是多么伟大、神奇。因此，我实在很难相信拥有这样大智慧的神，会是一个充满批判、一直盯着生殖器看的老人。

　　当我们还是婴儿时，本能地知道自己的身体是完美的，而且不会以自己的性欲为耻。没有一个婴儿会以自己为耻。他们不会测量臀围，以此来寻找自我价值。

我选择爱，而不是恐惧

在任何情况下，我都相信我们可以自由地选择爱或恐惧。我们都经历过对改变的恐惧、对一成不变的恐惧、对未来的恐惧、对冒险的恐惧；我们害怕亲密，也害怕孤单；我们害怕让别人知道自己的需求，害怕别人知道我们真实的样子，也害怕放下过去。

在光的另一端是爱。
爱是我们都在寻求的奇迹，
爱自己也会在生活中创造奇迹。

我说的爱自己，不是虚荣或傲慢，那不是爱，而是恐惧。我说的是自尊自重，对于身体及心灵的奇迹要经常心存感恩。

我愿意原谅每个人，让自己自由

　　无论你踏上的是哪一条灵性道路，通常都会发现宽恕始终都是一个重大的课题，尤其是生病的时候。

　　当我们承受病痛时，真的有必要环视四周，看看是否有需要我们原谅的人。通常，我们认为自己无论如何绝对不会原谅的人，恰恰就是我们最需要宽恕的对象。拒绝原谅别人，不会伤到对方分毫，却会让我们遍体鳞伤。这不是他们的问题，而是我们的问题。

　　你感受到的怨恨与伤害，跟你是否放过自己有关，与原谅别人无关。大声宣告你完全愿意原谅任何人：我愿意让自己从过去解脱出来，我愿意原谅所有可能伤害过我的人，我也原谅自己曾经伤害过别人。

　　如果你想到任何一个曾经伤害过你的人，不论伤害是以何种形式，发生在什么时候，都可以用爱祝福对方并从此放下，然后抹掉谁曾经伤害过你的所有记忆。

我释放情绪，让自己自由

不要咽下你的怒火，
不要让怒火停留在身体里。
当你感到沮丧、气愤时，
要把情绪真正释放出去。

有许多积极的方式可以让你释放这些负面感受：你可以关上车窗，坐在车子里放声大叫；可以捶打自己的床铺或踹枕头；可以大吼大叫，把想说的话统统说出来；可以把脸埋在枕头里尖叫；可以沿着跑道跑步或是打一场球，来释放负面情绪。

不论你有没有生气，每周至少用自己喜欢的方式，把囤积在你身上的紧绷感释放出来。

我把心打开，接受需要的疗愈

　　看见一扇新的大门打开了，门内是 10 年的强大疗愈经验——我们过去无法理解的疗愈。我们还在学习，正在逐步了解自己内在所有不可思议的能力。我们也在学习着接触自身的其他部分来探索答案，而它们始终都在那里引领着我们，指点我们走向符合自身利益最大化的道路。

　　看着这扇开启的新大门，想象自己走进去并发现里面有各种不同的疗愈处方，这是因为每个人对疗愈的定义都不一样。有些人是身体需要疗愈，有些人是心灵需要疗愈，也有些人是心智需要疗愈。因此，我们需要把心打开去接纳自己所需要的疗愈。

　　为了自己的成长，我们把门完全打开，当我们走进门内，会知道自己是安全的。事实也是如此。

改变，只会越来越简单

　　你比你的心智更强大，或许你曾经认为是心智在掌控一切，但这只是因为你把心智训练成这种思考方式。因此，你也可以重新训练你的心智，把它当工具来使用。

　　心智是供你差遣的工具，你可以随心所欲地使用它。如今的你使用心智的方式只是一种习惯，而无论什么习惯，只要想改就能改，即便你只是明白习惯有可能改变，那也是对你有益的。

　　让你的心先平静下来，认真思考这个概念：心智是供你差遣的工具，你可以随心所欲地使用它。

　　你所"选择"的想法会改变你的经历。如果你认定习惯或想法难以改变，那么你选择的这个想法就会让它成真。相反，当你愿意选择换个想法：我觉得改变，越来越简单了。那么你选择的这个想法，就会成为现实。

我为自己的人生，创造了美好的新信念

就像照镜子一样，你的遭遇反映的是你内在的信念。遇到让你觉得不舒服的事情时，请扪心自问：我如何推波助澜，促成了这样的经历？是什么让我相信，发生这种事是我应得的？我要如何改变这个信念呢？

1. 站在镜子面前，深吸一口气，吐气时，让所有紧绷感都离开你的身体。
2. 注视你的额头，想象脑海中那些陈旧的信念与负面想法正在翻腾。伸出手，想象着从脑袋里把那些信念和想法拽出来，然后扔掉。
3. 现在，凝视你的眼睛，对自己说："我们来重新录制正向的信念与肯定语。"
4. 大声说出以下肯定语："我愿意放下、释放出所有的紧绷、恐惧、愤怒、愧疚感及悲伤；我愿意打破陈旧的限制与信念；我愿意与自己和解；我愿意与生命历程和解；我是安全的。"
5. 重复这些肯定语 2 ~ 3 遍。
6. 在接下来的这一天里，只要冒出让你不舒服的念头，就拿出你随身的小镜子，看着自己重复这些肯定语。

我选择爱自己、让自己开心

当你陷入焦虑或恐惧的情绪中，没办法正常生活时，很可能是你与你内在小孩的联结中断了。想办法重新联结你的内在小孩。你们可以一起做些什么好玩的事？你们可以做什么只属于你们两人的活动？

试着列出 15 种与内在小孩一起玩乐的方法。你平时可能喜欢读一本好书、看电影、养花莳草、写日记，或是泡个热水澡。那么，来一点"小孩子"的活动如何？花点时间想想，或许你们可以在沙滩上跑来跑去、去游乐场、荡秋千、用蜡笔画画、爬树。当你列好清单后，每天至少进行一项活动。于是，自我疗愈开始了。

看看你会发现什么？坚持下去——你可以为自己与内在小孩创造出这么多乐趣，你会感受到你们之间的关系正在愈合。

我用爱祝福全部的友谊

　　友谊是我们维系得最持久的重要关系。没有爱人、伴侣，日子照样可以过；没有原生家庭，我们也能活下去。然而，对大多数人来说，没有朋友，生活就快乐不起来。我相信，我们降生在这个世界之前就已经选好了父母，但选择跟谁做朋友，则要在我们的意识层次更高时才会发生。

　　朋友可以是核心家庭的延伸或替代品。对大多数人来说，非常需要与他人分享自己的生活经验。当我们结交朋友时，不只会更了解别人，也会对自己有更深刻地认识。这些人际关系就如同镜子一般，映照出我们的自我价值与自尊。友谊给了我们审视自己的绝佳机会，可以借此看出自己需要成长的地方。

　　当朋友之间的关系变得紧张时，不妨回头看看童年时期接收到的负面信息，也许你应该开始心灵大扫除了。打扫心灵之屋，把累积一辈子的负面信息清空，有点像是吃了一辈子的垃圾食物后，严格执行一个优质的健康饮食计划。改变饮食后，身体会慢慢释放出累积的毒素，你可能会有一两天感觉不舒服。但你一定能坚持下去，我知道你做得到！

我是宇宙心爱的孩子

　　我们都是宇宙心爱的孩子，但可怕的事情依旧会发生，例如虐待儿童。据说，美国有 30% 的人在童年时都曾经遭受过虐待。这不是什么新鲜事。现在的我们，开始允许自己意识到以前隐藏在"沉默之墙"后面的事情。

　　这些"沉默之墙"正在崩塌，因此我们可以开始改变，而改变的第一步就是觉知。对于经历过悲惨童年的人来说，我们的心墙与盔甲是如此厚重又坚固。尽管如此，在我们每个人的内心深处，那个躲在心墙背后的孩子只想得到关注、被爱、被如实地接受——不需要有任何改变。

　　无论以往发生过什么，从现在起，请允许内心那个小孩茁壮地成长，让那个孩子明白自己是被深深爱着的。

　　练习肯定语：我可以放心地成长，我是安全的。

我知道生命永远支持我

　　波（罗伯特·霍尔登的女儿）喜欢在早起时和临睡前读故事书，她的藏书中有两本是露易丝·海写的童书。一本是《我思故我是！》(*I Think, I Am!*)，这本书主要是告诉孩子们肯定语的力量。另一本是《露露历险记》(*The Adventures of Lulu*)，这本故事集的用意是帮助孩子们增强自信与创造力。

　　"在我成长的过程中，我一直希望能成为露露那样的女生。"露易丝说，"她知道自己讨人喜欢，而生命也爱她。"露露跟波的年纪相仿，她们都是金发，也都有一个弟弟。有时她们会害怕，有时她们会受伤。生命教会她们如何倾听自己的内心，勇敢地生活。在露露会唱的歌曲中，有一首的歌词是这样的：

你可以成为想成为的人，
你可以做想做的事，
你可以成为想成为的人，
生命永远都会支持你。

现在，我活在无限的爱、光明与喜乐之中

当你读到这段文字时，请深吸一口气。吐气时，允许所有的紧绷感都离开你的身体——放松头皮、额头、脸庞。你不必紧绷着身体，也能读得很好。让你的舌头、喉咙、肩膀放松下来。你可以用放松的手臂和手拿着这本书，现在就这样做。让你的背部、腹部、骨盆也一起放松，使呼吸平稳下来，同时放松你的双腿和双脚。

比起你开始阅读上一段文字时，现在你的身体是否感觉到不一样了？注意你紧抓着多少东西不放，如果你的身体紧绷，你的心智也放松不下来。

在这种放松、舒适的状态下，对自己说：我愿意放手，我要释放、放下。我释放出所有的紧绷、所有的恐惧、所有的愤怒。我释放出所有的愧疚感、所有的悲伤。我放下所有自我设限的信念，我放手了，我的内心感到平静。我与自己和解，与生命历程和解。我是安全的。

让我们轻松地
摆脱老旧的负面模式

　　小时候你是如何感受到爱的？你看过父母表达他们的爱和情感吗？父母是在拥抱中，把你拉扯长大的吗？或者，你们家习惯用打骂、喊叫、哭泣、甩门、操纵、控制、冷战或报复来表达爱吗？假如是这样的话，那么长大后的你，很可能会寻求类似的经历，而去找那些能够强化这些想法的人。

如果你小时候寻求爱却换来痛苦，
成年以后，你寻找的会是痛苦而不是爱……
要等到你放下原生的家庭模式，
一切才会改变。

我爱我的孩子，孩子也爱我

◆ 给儿女的肯定语 ◆

我和孩子们开诚布公地交流。

我的孩子们受到我的护佑。

我有一个充满爱、和谐、快乐、健康的家庭。

我的孩子们无论到哪里，都很安全。

我跟孩子们的关系温馨而和谐。

我的孩子们茁壮成长，而且爱自己。

我接受并珍惜孩子们独一无二的特质，

允许他们自由地表达自己。

我爱我的孩子，他们也爱我。

我们组成一个洋溢着爱的大家庭，

我们都是这个大家庭的一分子。

我的家是适合居住的好地方

　　看看你的家，这是你真正想住的地方吗？它住起来舒适、充满了欢乐吗？还是拥挤、脏乱呢？如果你对这个家的感觉不好，住起来绝对不会开心。

　　你的家就是你的写照。你的家处于什么状态？清空你的衣柜和冰箱，把衣柜里多年没穿的衣物挑出来，拿去卖掉、送人或回收。清除掉旧的，才能为新东西腾出空间。当你舍弃那些东西时，请这样说：我在清理心灵的衣柜。冰箱也如此照办。把存放在冰箱里有一阵子的食物和残羹剩饭，一举清除干净。

习惯把衣柜、冰箱塞得满满的人，

心灵也会塞得满满的。

让你的家成为适合居住的好地方吧！

我相信生命总想把最好的给我

在我无限生命的这一世中，
一切都完美、圆满且完整。
我总是受到护佑与引导，
可以安全地探寻自己的内心，
可以安全地审视前尘往事，
可以安全地扩大自己的人生观。

不管过去、现在或未来，
我的人格都无法代表我。
我现在选择超越自己的人格问题，
意识到自己的存在是精彩的、伟大的。
我完全愿意学着爱自己。
在我的世界里，一切安好。

我来到这个世界学习爱

　　不管是个人或全球，都在经历着大蜕变。我相信，所有活在这个时代的人，都是自己选择来到这里，成为这些变革的一部分，帮助这个世界从老旧的生存方式转化为更有爱、更和平的生命模式。

　　在双鱼时代[1]，我们"往外"寻找救星："救救我，救救我吧。拜托照顾我。"现在，我们正在进入水瓶时代[2]，正在学着"向内"寻找救星。我们就是自己一直在寻找的力量，是我们主宰着自己的生命。

　　如果你不愿意从今天开始爱自己，那么明天你也不可能爱自己。无论你今天有什么借口，明天你一样会有推托的理由。或许 20 年后的你仍在使用同样的借口，甚至直到生命走到尽头都是如此。今天，就是你可以不预设立场地去爱自己的日子。

1　双鱼时代：从耶稣基督诞生的公元 1—2012 年叫"双鱼时代"。

2　水瓶时代：双鱼时代之后，就是水瓶时代。

生命爱我，我相信一切都会很美好

　　任何情况都可以向生命寻求帮助。生命爱你、支持你，只要你开口就好。注视着镜中的自己，询问生命："我需要什么？"倾听答案，那可能是一种感受或是浮现出来的任何念头。如果当下什么都没有，那就放宽心去等待答案的浮现。并说出以下肯定语：

生命爱我。

我相信一切都会很美好。

我以欢喜的心观察到

生命是如此充分地支持及关照我。

我知道不管在哪里，只有好事在等着我。

一切安好。因为对我最好，

一切都会化险为夷。

这种情况只会带来好的结果。

我是安全的。

我是受到祝福的人

　　露易丝以感恩来开始她的每一天。她说："这是展开一天生活的好方法。"但她不是只做10分钟的感恩练习，然后就去忙自己的事，而是把感恩切实地融入生活中。她会到处贴上提醒自己的字条或标语。比如，在厨房墙上的镜子上有一个烫金字的标语：今天你要感谢什么？露易丝专心致志地练习感恩，她愉快地向每个人、每件事表达她的感激之情。

　　"露易丝，我一直在观察你！"罗伯特·霍尔登说，"我看到你随时都在跟生活对话。你会跟你的床说话、跟你的镜子说话、跟你的茶杯说话、跟你使用的碗说话、跟你的电脑说话、跟你的车说话、跟你的衣服说话……你跟什么都能说上话。"

　　"没错，我就是这样。"她得意地说。

　　"大部分时候，你说的都是'谢谢'。"

　　"嗯，我确实感谢我的车子行驶顺畅，我的电脑让我可以联络朋友，而我的衣服穿起来好舒服。"

　　"我觉得你过的日子如梦幻一般。"罗伯特·霍尔登说。

　　"我是受到祝福的人。"她说。

现在，我要释放出所有的自我批判

　　大多数人都有批判及挑剔的固有习惯，想要破除并不容易。这也是需要立刻处理的重大课题之一。除非摆脱责怪生命的心理需求，否则我们无法真正爱自己。

　　在你还是婴儿时，你对生命完全不设防。你会用充满惊喜的眼光看世界，除非有可怕的人或事情伤害你，不然你会完全接受生命原本的样子。等你渐渐长大，开始接收并采纳别人的意见后，你才学会了评判。或许，你误信了这样的说法：想要成长和改变，你必须批评自己。但是，我完全不认同这种观点。

　　相反，我认为批评只会让我们的心灵干涸，只会强化"我不够好"的信念。这绝对无法激励我们去展现自己最好的一面。

现在的我，就是最完美的

　　你不需要向任何人或对任何事来证明你是谁。你是"一"的完美体现，在你无限的生命中，你有过许多身份，每个身份都是这趟人生旅程的完美表达。你要知足于这一生的你，不要渴望和别人一样，因为那不是这一世的你所要选择的表达方式。等下一世，你又会换一个样子。所以，此时此刻的你是完美的，你已经足够好了。你与生命的一切是一体的。

　　没有必要为了让自己变得更好而苦恼，你唯一要做的，就是今天比昨天更爱自己，把自己当成一个被深深爱着的人。人类因为爱而伟大，当你学会更爱自己时，也学会了更爱每一个人。

　　让我们一起用爱滋养这个越来越美丽的世界。当我们获得疗愈时，整个世界也被疗愈了。我们欢喜地意识到自己的完美及生命的完美，而事实就是如此。

在这个世界上，我是爱的化身

　　我认为是时候摆脱自我设限的思维模式，去发展一个更开阔的人生观了。地球上的人类正在以前所未有的规模，摆脱身上的束缚与限制。达到新高度的灵性把我们串联起来，让我们知晓在灵魂层次上，我们都是一体的。我们在此时投生在地球上是有原因的，而我相信是我们发自内心地主动选择参与了这个世界的疗愈过程。

　　记住，每当你想着一个念头，这个念头就会从你身上发散出去，联结到其他与你想法相近的人。如果我们一直停留在旧判断、成见、愧疚感及恐惧中，就无法进入新的意识层次。相反，一旦每个人都能在彼此身上践行无条件的爱，整个世界都将被疗愈。

我爱生命中的每个女人，
我支持她们，也与她们同乐

为了庆祝国际妇女节，身为女性的你可以选择一些肯定语来赋予自己力量，或是将以下肯定语当成礼物，送给自己和你生命中的其他女人：

我爱自己是个女人。

我在自己的内在看见一个精彩的存在。

我爱自己，欣赏自己。

我是一个强大的女人，

值得无限的爱与尊重。

我聪慧又美丽，

可以自由自在地做自己能做的一切。

没有人能够控制我，我是自由的。

我选择爱自己，享受做自己。

我爱生命中的每个女人，支持她们，与她们同乐。

我是安全的，在我的世界里一切安好。

我与高我一起创造人生

　　创造力每天都流经我的身体，只要知道自己是其中的一部分，就能够参与其中。当创造力以绘画、小说、电影或新的形式呈现时，非常容易辨识出来。

　　但真相是，我每时每刻都在创作，从身体中最普通的细胞，到我的整个生活——包括如何选择情绪反应，到与父母相处的模式、目前的工作、银行的存款、与朋友的关系，以及对自己的态度，等等，都是我的创作。

　　想象力是我最强大的天赋之一，我用想象力看见了发生在我身上及身边每个人身上的好事。

当我和高我一起创造人生时，
我的内心一片祥和。

Trust Life

我总是遇到好司机

让我们以开车为例，说明如何以一种不同的方式来开展你的每一天。首先，把你的车子当成朋友，好好跟它说话。我常说的是："嗨，宝贝，你好吗？真高兴见到你。今天我们要一路顺畅地去上班。"

你甚至可以跟我一样，也帮你的车取个名字。我开车出门时，都会说的肯定语是：一路上，我总是遇到好司机。并且确保这个信息会传送给四面八方的所有车子。一路上都洋溢着这种爱的感觉，总让我心生欢喜。

适合开车使用的肯定语，还有以下这些：

这趟车程很轻松，不费力。

一路顺畅，比我想象的要更快抵达。

我在车里感觉很舒服。

我知道开车去公司（学校或商店），

一路上会很愉快。

我用爱祝福我的车子。

我把爱送给路上的每个人。

Trust Life

我信任内在的智慧

　　我们每个人的内在都有一个地方，与宇宙的无限智慧完全连线。我们想问的所有问题，在这里都有答案。学会信任你内在的那个自我。

在处理日常事务时，
聆听自己内心的指引。
我的直觉永远站在我这边，
我相信直觉一直都在。
我是安全的。

我化解所有的怨恨，放自己自由

　　埃米特·福克斯（Emmet Fox）是 20 世纪初爱尔兰新思维的灵性领袖，他有个化解怨恨的老方法，非常管用。他建议你闭上眼睛静静坐着，让心智与身体一起放松。然后，想象你坐在一间黑暗的戏院里，面前有一个小舞台。将你最怨恨的那个人放在舞台上，这个人可以来自你的过去或现在，可以是活着的人或死去的人。当你看清这个人时，想象他或她遇到了好事——一件对这个人很有意义的事。你看到这个人笑得很开心。

　　让这个画面维持几分钟，再让它淡出、消失。我喜欢多加一个步骤：在这个人离开舞台后，把自己换到舞台上去。同样，我们也看见好事发生在自己身上，看到自己笑得很开心。我要告诉你的是，宇宙的富足是对我们每一个人都开放的。

我要放下过去，原谅每个人

　　疗愈是放下过去，获得解脱。每个人都经历过灾难及痛苦，但只有一个办法能让你从往事中走出来，那就是学会宽恕。没有宽恕，就无法放手让往事过去。你会觉得被困住，人生再也无法前进，因为你还受困在原地。现在的生活不能抚慰你，因为你没有活在当下；未来也差不多如此，因为你只看得到过去。

　　在现实中，过去就已经过去了，但在你心里，过去还没有结束。这就是你依然活在痛苦中的原因。

　　在你学会宽恕之前，你会继续把未来交给过去。然而，宽恕会让你明白，真正的你与过去的经历无关，你的经历不是你的身份。往事或许会深深影响你，但不能用来定义你。你对别人做了什么，或别人对你做了什么，都不是你个人故事的结局。当你能够说出"我的过去不是我"或"我愿意原谅我的过去"时，便可以开创新的未来。有了宽恕，就会揭开新的篇章了。

我用爱创造我的生活

　　情绪困扰是最痛苦的问题之一。有时候，我们会感到愤怒、悲伤、寂寞、愧疚、焦虑或害怕，当这些感觉爬上心头并主导我们时，生活就会变成情绪的战场。

　　我们务必要了解，不论别人对我们做了什么，或我们接受过什么样的灌输，都不重要。今天是新的一天，由我们掌控全局。在现在这一刻，我们可以为自己创造未来。我们绝对做得到，因为我们内在有一股更强大的力量，可以帮助我们打破这一切，前提是我们必须允许这一切发生。

◆ 关于情绪健康的肯定语 ◆

我现在活在无限的爱、光明及喜悦中。

在我的世界里，一切安好。

我拿回自己的力量，用爱创造自己的实相。

我的理解力不断增强。

我正走在积极、正面的转变中。

我爱自己，认同自己。我信任生命，我是安全的。

我接受自己的独特性，安心地向内探索。

生命支持着我。

我选择用爱来看清楚事实

今天，把所有的批评及消极的自我对话都先搁下。抛开你的旧思维、旧心态——那些会斥责你并抗拒改变。把别人对你的看法释放出来。你需要练习的肯定语是：我足够好，我值得被爱。

1. 站在镜子面前。
2. 注视自己的眼睛。
3. 说出肯定语："我爱自己，认同自己。"
4. 一遍又一遍地反复说："我爱自己，认同自己。"
5. 这则肯定语一天至少说100遍。对，你没看错：100遍。让"我爱自己，认同自己"成为你的座右铭。
6. 每次路过镜子或是看见自己的身影时，都要重复这则肯定语。

这么多年下来，我已让千千万万的人做这个练习。如果能坚持练习，取得的成果绝对令人惊喜。记住，只是知道镜子练习的道理是没用的，只有身体力行才会见效。一旦你真的做了，情况一定会改变。

健康是我最自然的存在状态

在我无限生命的这一世中，

一切都完美、圆满且完整。

我接受健康是我最自然的存在状态。

我有意识地释放出所有可能发展为不良的精神模式。

我爱自己，认同自己。

我爱自己的身体，也认同自己的身体。

我用健康的食物喂养它，

我用好玩的方式锻炼它。

我认同我的身体是神奇又了不起的机器，

我很荣幸能够住在这样的机器里。

我热爱浑身上下充满活力的自己。

在我的世界里，一切安好。

我的心智是一座装满美好想法的花园

　　想象你的心智是一座花园。首先，花园是一片泥土地，可能生长着许多我们厌恶的荆棘，以及四周散落着绝望、气愤、担忧的大小石块。还有一棵需要修剪的老树，它的名字叫恐惧。等你解决了这些后，土壤的状态会日渐变好，于是你种下了喜悦及富足的种子或小树苗。

　　阳光洒落在花园里，你耐心地在此浇水、施肥，用爱来关注它们。

　　一开始，似乎看不出有什么成果。但你没有停下来，还是继续照顾你的花园。如果你有足够的耐心，花园会欣欣向荣、开花结果。你的心智也一样——挑选出你想要滋养的想法，然后耐心地等这些想法茁壮成长，打造出你想要体验的美丽花园。

我的人生会越过越精彩

今天是你体验今天的唯一机会。

活在当下，享受每一刻。

不要让日子在沮丧中一天天流逝，

否则你会错过许多快乐。

用一个月的时间随时表达你的感恩，生命喜欢懂得感恩的人，它会给你更多值得感恩的机会。

练习肯定语：我的人生会越过越精彩，我感到平静自在。

不管我往哪里看，都能看见美

美无所不在。

每一朵小花，水面都反射出它的光影。

老树安静的力量，都散发出大自然的美。

大自然使我振奋，让我焕然一新。

生活中最简单的事物，让我得到了放松，

陶醉其中，并得到疗愈。

当我用爱凝视着大自然时，

也很容易用爱来看待自己。

我是大自然的一部分。

因此，我有自己独一无二的美。

不管我往哪里看，都能看见美。

今天，我与生命中所有的美产生共鸣。

我是一个美丽、独特的灵魂

　　自我接纳的其中一环，就是对别人的看法释然。假如我和你一起时，不断对你说："你是一头紫色的猪，你是一头紫色的猪……"你要不是哈哈大笑，就是气恼地认为我疯了。你绝不会认为我说的是事实。

　　然而，我们却选择相信许多同样牵强的说法，认为自己就是这样或那样的人。如果你相信自我价值完全由你的身材决定，那跟相信"你是一头紫色的猪"有什么不同。

　　往往我们认为自己"有问题"的地方，只是展露出来的个人特质，那是我们的独特之处，也是我们与众不同的地方。大自然绝对不会创造一模一样的事物出来，在这个世界上，从来就不曾有过两片相同的雪花，也没有一模一样的两滴雨水，甚至每一朵雏菊都不同。我们的指纹不一样，当然人也不会一样。我们天生就注定与众不同，只要接受这一点，就不必跟人攀比竞争。试图成为别人的翻版，只会让我们的灵魂枯萎。我们来到这个世界，是为了展现真实的自己。

每天都要以各种方式表达感谢

"猜猜我昨晚做的最后一件事是什么？"露易丝眨着眼睛说道。

"你做了什么？"罗伯特·霍尔登问她。

"我跟全世界千千万万的人一起上床睡觉。"她笑着说。

"你是怎么办到的？"

"大家都带着我一起上床啊！"她说。

"真好！"

"他们下载了我，我们就可以在睡着之前一起躺在床上冥想。"她解释道。

"露易丝·海，你真调皮！"

"猜猜我在睡觉之前，还做了什么？"

"我想不出来。"罗伯特说。

"我回顾这一天的生活，祝福并感恩所有的体验。"露易丝说道。

"这是在床上做的吗？"

"对，通常是这样。前几天晚上，我打开那面小镜子——那是你送给我的，上面刻了生命爱你——我对着镜子大声说出自己的感恩。"

我与万事万物都和睦共存

　　我们与我们的智慧是伙伴。我们对外界的负面信息不感兴趣，因为那与我们无关。我们期待并接收积极、正面的结果，也只会吸引世界上那些诚信正直的人到身边来。

　　我们做每件事都是最积极、正面的，而且总会得到机会去帮助这个世界及每一个人，并为此表示感激。我们探寻内心，与我们的更高智慧连线，它会兼顾所有关系人的最高利益来给予我们指引与教导。

我们都是健康和幸福的，
万事万物都和睦共存，
并遵循神圣的正确顺序流动、更迭。
在我们的世界里，一切安好。
我们知道，这就是事实。

我不再使用"应该"这两个字

　　大多数的人对"自己是谁"这个问题，都有过愚蠢的想法，并对人生应该怎么过，定下了很多僵化的规矩。我们把"应该"这两个字永远拿掉，这两个字只会束缚我们，让我们沦为"阶下囚"。每当我们说应该，就表示自己或别人犯了错。事实上，我们的言下之意是——还不够好。

　　现在，你可以从你的应该清单里删掉些什么呢？把应该一词换成可以。这样做，能让你知道自己可以主动选择，你是有选择自由的。

我们必须意识到，
在生活中的所有行为，
都是出于自己的选择。
没有什么非做不可的事，
我们始终都是有选择的。

所有我需要知道的事，
都会以完美的序列展示

　　我确实知道有一种比我更强大的力量，每时每刻都流经我的身体，而我可以随时向这股力量敞开心扉，随时接收需要的一切。每个人都是如此。我们都知道，审视自己是安全的，拓展人生观也是安全的。

　　如果事情没有按照我们预期的方向发展，并不代表我们错了或我们不够好。这只是一个信号，意味着神圣的指引要我们转变方向。这时可以找个可以放松的、安静的地方，联结内在的智慧。

你要认同智慧是源源不绝供你取用的，
无论你需要知道什么，
它都会以完美的序列向你展示。

我总是用友善、疼爱自己的方式
自我对话

　　我清晰地记得自己讲授的第一堂课。我下了讲台以后，立刻对自己说："露易丝，你太棒了，第一次表现就那么出色。等你再讲五六堂课，你就是专家啦。"几个小时后，我才对自己说："我想我们可以做些改变，调整一下这些地方。"我拒绝以任何方式挑剔或批评自己。

　　要是我一下讲台就开始责备自己："唉，你讲得太差了。你犯了很多错。"如此一来，我就会畏惧上第二堂课。事实上，我的第二堂课讲得比第一堂好，到了第六堂课，我觉得自己已经是个专家了。

今天我完全放开自己，
去发现新的一切

我的理解力不断提升，而且虚心受教。

每一天，我对内在神圣智慧的觉知都会更强一些。

我很高兴自己活着，对发生的所有好事心怀感激。

对我来说，生活就是一种教育。

每天我都会放开自己的思想，

去发现新见解、新人物、新观点，

用新的方式来理解发生在我身上及身边的事。

我了解得越多，世界就越宽广。

在地球这所不可思议的生命学苑里，

新的视角确实能帮助我随遇而安。

宽容、慈爱、温柔、善良的我，
知道生命爱我

　　"宽恕让我明白，尽管我迫切地希望改写往事，但现在一切都过去了。"露易丝说，"宽恕让我能够从过往中学习、疗愈、成长，并对现在的生活负责。"真正能够改变生命的，不是过去发生过什么，而是现在的你如何对待过去。

　　"当下这一刻才是你可以努力的时间点。"露易丝说，"你只能在当下这一刻去创造。"当你学会宽恕，就能改变自己与过去的关系，从而改变你与现在及未来的关系。

　　《奇迹课程》中说："宽恕就在当下。"在这一刻，我们放下过去；在这一刻，我们无所畏惧；在这一刻，我们没有了愧疚感；在这一刻，我们可以消除往事的意义。就在当下这一刻，一个新的未来诞生了。懂得宽恕，我们就能记起一个最基本的真相——我是讨人喜欢的。懂得宽恕，我们允许生命爱我们；懂得宽恕，我们可以爱我们生命中的所有人。

我可以安心地释放出
内心的批判，进入爱之中

　　镜子练习，能够让你更容易察觉到内在的声音，以及觉知到你对自己说了什么。然后，你就可以释放出总是挑剔自己、批评自己的心理需求。如此一来，你会发现自己不再动不动就评判别人了。

　　当你愿意做自己时，就会自然而然地允许别人做自己。接着，你开始停止评判别人，别人也会跟着释放出评判你的心理需求。于是，人人都得以自由。

1. 准备好镜子，找个你觉得安全、不会被打扰的安静地点。

2. 看着镜子，直视你的眼睛。如果你还是觉得这样很不自在，就看着你的嘴巴或鼻子。然后，跟你的内在小孩说话。你的内在小孩想要茁壮成长，他需要你的爱、接纳及赞美。

3. 现在说出以下肯定语："*我爱你，我爱你，我知道你已经尽力了。你本来就是完美的，我认同你。*"

4. 这个练习你必须多做几遍，才能感觉到内在的声音不再那么吹毛求疵。只要你觉得怎么做对你才是最好的，你就那么做。

我相信生命想要给我最好的

　　想要克服恐惧，就必须先学会信任。这就称为信心的一跃。信任你内在的力量，它是与宇宙的大智慧相联结的。记住，供给你呼吸的力量，就是创造宇宙的能量。

你与所有生命是一体的，
你越是爱自己，就越相信生命，
而生命也会更爱你、支持你、引导你。

　　不要只相信有形的物质世界，你还可以相信看不见的世界。并不是说我们什么都不用做，但如果有了信任，人生的道路走起来就会轻松很多。我们需要相信自己是被眷顾的，即使我们无法掌控周围发生的每一件事。

我用爱倾听我的内在小孩

　　第一次跟内在小孩说话时，"对不起"是你要说的第一句话。说你很抱歉，这么多年来都没找他说过话，或是说你很抱歉，长久以来都在责备他。告诉他，你想弥补你们之间那段疏离的漫长日子。问问孩子，你要怎么做，他才会开心？他害怕什么？你可以帮他什么忙？或者问问他，想从你这里得到什么。

　　从简单的问题开始问起，你会得到答案。我要怎么做，才能让你高兴？你今天想做什么呢？比如，你可以跟孩子说："我想要去慢跑，那你想做什么？"也许孩子会说："我想去海边玩。"于是你们开始沟通，直到意见一致。

如果你能每天抽出一点时间，
跟你的内在小孩连线，
生活将会变得更美好。

我从宽恕走向爱

◆ 宽恕的肯定语 ◆

我的心门向内打开，我从宽恕走向爱。
当我改变想法时，周围的世界也跟着变了。
过去的已经过去，因此影响不了现在。
此刻的想法正在创造我的未来。

成为受害者并不好过，我拒绝再无助下去。
我要重拾自己的力量。
我从过去解脱出来，欢喜地走进现在，
这是我送给自己的礼物。

不管问题是大是小，没有什么是爱不能解决的。
我已经准备好接受疗愈，
我愿意原谅，一切安好。
我知道老旧的负面模式不再限制我，
我轻松地放下了那些模式。

当我原谅自己时，也更容易原谅别人。
我原谅自己的不完美。

我以我所知道的最好方式生活着。
我知道，现在我可以安全地释放出
所有的童年创伤，进入爱。

我原谅过去伤害过我的每一个人，
用爱来释放他们，让自己自由。
在我眼前的所有生命变动都是正面的，
而我是安全的。

Trust Life

我在哪里，就在哪里开始

在我无限生命的这一世中，
一切都完美、圆满且完整。
过去不能左右我，
因为我愿意汲取教训并改变。
我认为有过去，才会有今天。

无论我现在的处境如何，
都愿意从现在开始打扫心灵之屋。
我知道从哪里开始并不重要，
所以我现在要从最小、最容易打扫的房间开始，
如此一来，我会很快就看到成果。

很高兴我能参与这一场冒险，
因为同样的经历不会再有第二次。
我愿意放自己自由。
在我的世界里，一切安好。

今天，我愿意让生命爱我

　　"生命爱你是一句很美的肯定语。"罗伯特·霍尔登说，"但这不只是一句肯定语。"

　　露易丝会意地一笑。"我希望如此。"她说，"生命爱你为我们提供了一种基本的生活哲学。这四个字就像一个路标，指向创造的核心，指向我们彼此之间的关系，指向我们的真实本质。生命爱你让我们知道自己真正是谁，以及如何过上真正幸福的生活。"

　　"露易丝，对你来说，生命爱你意味着什么？"他问道。

　　"生命爱我们所有人，不只是爱你或爱我。"她回答。

　　"所以也包括我们在内？"

　　"生命爱我们所有人。"她又说了一遍。

　　"爱一定是统统有份，否则就不是爱了。"

　　"对，谁也没比谁特别。"

　　"爱对我们一视同仁。"

　　"对，没有人会被排除在外。"

　　"无一例外，连邪恶的人也一样。"

我在周围营造爱的氛围

身体不适与对生命之流的抗拒有关，
也与无法宽恕有关。

我原谅自己以前没有善待身体。
现在我很关心自己，
也愿意用生命赐予我的最好一切来滋养自己。
这是我的身体、我的心智，一切都是我说了算。

我在周围营造爱的氛围，
帮助我的身体和心灵健康地生活。
我现在会选择平静、和谐及爱的想法，
为身体细胞创造一个内在的和谐氛围。
我爱身体的每一个部位。
生活是美好的，我享受生活！

我用善意和爱来对待自己，
就像个朋友一样

我与生命是一体的，生命爱我、支持我。
因此，我主张自己随时都要保持情绪健康。
我是自己最好的朋友，我享受与自己一起生活。
经验来来去去，人也来来去去，
但我永远都与自己同在。

我不是我的父母，也不是他们不快乐的情绪模式。
我选择只去想平和、喜悦及令人振奋的想法。
我是独一无二的，
并以舒适、安全、平静的方式度过人生。
这是我存在的真相，我也接受这个事实。
我的心灵与心智，一切安好。

我的收入持续增加

我允许自己的收入不断增加，
不管新闻、报纸跟经济学家怎么说。
我超越目前的收入，超越经济的预测。
我不听别人告诉我能走多远，或说我能做什么。
我轻轻松松就超越了父母的收入水平。

我的财务意识不断扩展，
也吸收新点子——如何活得精彩、丰富、舒适及美丽。
我的能力会变得更强，
能跟世界分享自己的才能，让我非常愉快。
我摆脱所有觉得自己不配的感觉，
在财务上，开始接受一个安稳的新高。

这个情况只会带来好结果

处于不堪负荷的状态下，不妨停止继续关注消极、负面的信息。当我们只看得到局限性时，永远找不到一个好的解决方案。深呼吸，放松你的身体。反复对自己说：

一切安好，
所有事情都能化险为夷，
这种情况只会带来好结果。
我们是安全的！

然后，集中精神去想完美的解决之道。最理想的状况是什么？是把你的意图写下来，并坚持这个愿景。持续使用正面、积极的肯定语。然后放轻松，安静等待宇宙的显化。

我知道今天是美好的一天

　　我从睡梦中醒来睁眼之前的第一个念头，是对我能想到的一切致谢。洗完澡后，我会花半个小时冥想、做肯定语练习及祷告。接着运动 15 分钟，通常是使用弹跳床，有时还会跟着早晨 6 点的有氧电视节目做运动。

　　然后，我准备吃早餐了。饭前我会先感谢大地之母为我提供食物，感谢食物奉献生命来滋养我。午餐前，我喜欢走到镜子面前，大声说一些肯定语，甚至我还会唱出肯定语——类似以下这样：

露易丝，你太棒了，我爱你。

今天是你一生中最美好的日子之一。

为了成就你的至善，所有事情都会化险为夷。

凡是你需要知道的，都会展示在你面前。

凡是你需要的，都会来到你身边。

在你的世界里，一切安好。

我会全力以赴，
帮忙创造一个充满爱的和谐世界

灵魂从不受伤，不需要救赎。
只是我们得提醒自己的人格，
我们是拥有人类经验的灵性存在，
而不是本末倒置。

当我们在灵性上有所成长时，会看到生命之美。宇宙
微笑着等待我们学会无条件的爱。这才是最佳的生活方式，
带给我们超乎目前想象的平和、力量与富足。

练习肯定语：我会全力以赴，帮忙创造一个充满爱的
和谐世界。

我是受人喜欢的，而且生命爱我

坐在镜子面前做这个冥想。双手放在心口上，深呼吸。用爱的眼光来凝视自己，用爱对自己说话。

我是受人喜欢的，而且生命爱我。
我害怕自己不讨人喜欢，
但我总会原谅这样的自己。
我是受人喜欢的，而且生命爱我。

我原谅曾经对自己的批判，
也原谅曾经不相信自己有多好。
我是受人喜欢的，而且生命爱我。

我原谅曾经觉得自己不配，
也原谅曾经不相信有人爱我。
我是受人喜欢的，而且生命爱我。

我批评甚至攻击过自己，
但我总会原谅这样的自己。
我是受人喜欢的，而且生命爱我。

我原谅自己犯的错。
我请求原谅，好让自己可以从中学习。
我接受原谅，好让自己能茁壮成长。
我是受人喜欢的，而且生命爱我。

我把心门打开，用爱消融恐惧

　　任何时候，我都可以选择爱或恐惧。恐惧的时刻，我会记起太阳。太阳永远灿烂，即使是被乌云暂时遮蔽。就像太阳一样，"一"的无限力量永远照耀着我，即使负面想法的乌云可能暂时遮住其光芒。我选择记住它的光明，并在光明中感到安全。

当恐惧来临时，
我选择把它当成飘过天空的乌云，
而我让乌云继续走它们的路。
恐惧不是我，不必时时刻刻提防警戒，
我是安全的。只要感到害怕，
我就会把心门打开，用爱来消融恐惧。

关上一扇门，
自会有另一扇门打开

人生就像一扇扇不停打开或关闭的门。
我们从一个房间走到另一个房间，
积累不同的经验。

很多人想要把老旧的负面模式、陈年障碍、不再滋养我们或对我们已经无用的事物，一并关在门外。也有很多人正要开启新的门，寻找美好的新体验——有时是学习人生课题，有时是快乐的体验。

这就是人生，而我们只需要知道自己是安全的。这只是生命的小变动而已。从打开第一扇门来到这个世界，到打开最后一扇门离开这个世界，我们始终是安全的。我们与内在自我和睦共存。我们是安全的，也是被爱的。

我以诚实、正面的方式，表达自己的全部感受

　　愤怒是自然的正常情绪。小宝宝会生气，表达出他们的愤怒，然后气就消了。我们很多人都被教导不可以生气，生气不是好事，也不礼貌。我们学着忍气吞声，把怒气压抑在自己身体里，让它们待在关节与肌肉中，经年累月地沉积后，怒气变质为怨恨。

　　当层层被埋藏起来的情绪转变为怨恨后，就可能导致关节炎、各种疼痛，甚至是癌症。

　　我们必须认可自己的所有情绪，包括愤怒在内，并设法用正面的方式表达出来。我们不需要攻击别人或找别人麻烦，但我们可以坦率地讲："这让我很生气"或"我对你做的事感到很生气"。如果不方便把话说出来，也还有很多选择：可以把头埋进枕头尖叫、打沙包、跑步、关上车窗大喊大叫、打网球，或是其他发泄方式。这些都是健康的情绪出口。

我愿意学习生命在努力教导我的事

我们要感恩自己得到的功课。

不要逃课，这些是送给我们的小小宝藏。

等我们学会了这些教导，

人生就会改观。

现在，每当我又看到一些自己的黑暗面时，我会心生欢喜。我知道，这代表我已经准备好放下某些一直破坏我生活的东西。我会说："谢谢你让我看到这件事，让我可以疗愈它，继续向前。"因此，不论这一课是突然蹿出来的"问题"，还是一个机会之窗，只要让我们能够看见自己内在某个应该放下的老旧负面模式，便都尽情地欢欣鼓舞吧。

摆脱有害的恐惧与疑虑，重获自由

恐惧是我们心智的牢笼。每个人都会担心自己生病，或有一天沦为无家可归的人。愤怒也是一种恐惧，并成了我们经常使用的防卫机制。愤怒可以保护我们，但更强而有力的做法，则是停止在脑海里重现可怕的情景，走出恐惧来爱自己。生命中所有的事，都是以我们为核心发生的，每一个经验、每一段关系，都映照出我们内在的心理模式。

◆ 释放恐惧的肯定语 ◆

我愿意释放出我的恐惧。

我生活在一个安全有保障的世界里，

我要摆脱一切有害的恐惧与疑虑，重获自由。

我接纳自己，并在心里与脑海中创造和平。

我超越了那些试图让我生气或害怕的念头，

轻松地放下过去，信任生命的历程。

我愿意释放出自我保护的心理需求。

现在的我眼中只看到自己的强大。

我拥有改变的力量。我永远受到世界的护佑。

我欢喜地向前奔去，
迎向生命的美妙体验

　　为了成为一个完整的人，我们必须接受全部的自己。所以，敞开你的心扉，腾出空间来容纳你的所有部分：你引以为傲的、让你尴尬的、你排斥的，以及你喜欢的部分。这些全都是你。你是美好的，我们都是美好的。当你的心里充满对自己的爱，你就有很多东西可以跟别人分享。

　　现在，用爱填满你的房间，再辐射出去给所有你认识的人。想象把你关心的人放在你房间的中央，好让他们接收到从你心房流淌出来的爱。

　　现在，看看这些人的内在小孩如孩子般舞动，边跳边喊，来回翻筋斗，洋溢着喜悦，把内在小孩最棒的一面都展露了出来。让你的内在小孩去和这一群孩子玩耍，一起跳舞，并感到安全和自由。让你的内在小孩想做什么就做什么。你完美、圆满且完整，在你美妙的世界里一切安好。这就是事实。

我的人生才开始，而我爱死它了！

"肯定语究竟是什么？"罗伯特·霍尔登问道。

"一则肯定语就是一个新的开始。"露易丝回答。

露易丝用肯定语改写了人生。"我要告诉你，你的每一个念头、所说的每一句话，全都是肯定语。"她说道，"肯定语认同你的想法为真，因此决定了你如何体验生活。"抱怨是一种认可，感恩也是一种认可。每个想法、每句话都会认可某些东西。决定与行动也是认可，你选择穿的衣服、选择吃的食物、选择做或不做的运动——都在塑造你的生活。

在说出肯定语的那一刻，你就摆脱了受害者的角色。你不再茫然无助，而是认可自己拥有力量。通过肯定语，你从日常无意识的沉睡中苏醒，肯定语可以帮你筛选想法，可以帮你摆脱自我设限的陈旧观念，可以帮你更专注于当下，以及可以帮你疗愈未来。"你今天所肯定的，将会成为你明天的新体验。"露易丝说道。

我原谅所有过错，用爱释放它们

　　很多人长年累月地心怀怨恨，因为他人对我们做的错事，而觉得自己理直气壮。我将这种情况称为"困在自以为是的怨恨牢笼里"。我们可以是"对"的，但这不会让我们快乐。我能听到你的反驳："你不知道他们对我做了什么，那是不可原谅的。"不肯原谅，其实是一件可怕的事。你的痛苦就像每天吞下一小勺毒药，毒素会慢慢累积，最后严重伤害到自己。当我们总是被束缚在过去，就不可能健康，也不可能自由。

　　逝者已矣，事情早就该结束了。放下吧，让自己自由。走出牢笼，走进阳光灿烂的生活中。如果事情没有向好的方向发展，那就问问自己，为什么如此轻贱自己，还继续忍受下去？为什么你甘愿待在这种情境下？不要浪费时间试图"讨回公道"，那是没用的。我们给出去什么，终究都会回到自己身上。所以放下过去，让往事随风，现在请好好爱自己。然后，我们都将有一个美好的未来。

爱自己就是我的魔杖

　　每一天我都能自在地看着镜子中的自己，说道："我就是爱你真实的样子。"

　　我不必靠修补来让生活变得更美好，以前的我是个习惯修补的人，我会修补我的感情，填补我的银行存款，修补我跟老板之间的关系，以及修补我的健康、我的创造力。

　　后来有一天，我发现了魔法。如果我能真正爱自己，爱自己的每一个部分，不可思议的奇迹就会发生。困扰我的问题似乎全都消失了，也不再有需要修补的东西。因此，我关注的焦点就从修补问题，转移到爱自己，并相信宇宙会给我需要及想要的一切。

我知道我从未失去任何人，
也不会抛下任何人

◆ 死亡与悲伤的对治方法 ◆

我坦然面对死亡的过程与哀伤。

我给自己时间与空间，

去经历这些自然、正常的生命过程。

我温柔地对自己，允许自己慢慢走出哀伤。

我知道我从未失去任何人，

也不会抛下任何人。

转眼间，我就能跟远去的灵魂再次相遇。

每个人终须一死。

有生必有死，植物、动物、河流，

乃至星辰是如此，我也是如此。

这一切，都会在完美的时空序列中发生。

我打开一扇新的门，迎接新生

　　从我们呱呱坠地的那一刻起，已经陆续走进了许多扇门。出生是一扇大门，也是一个巨大的转变，从那以后，我们开始敲开一扇扇的门。

　　为了让我们这一世能够活得圆满、充实，我们出生时就已经配备了所需要的一切。我们拥有需要的所有智慧及知识，拥有所需要的能力与才华，拥有所需要的所有爱。生命在这里支持我们，照顾我们。我们需要知道这个真相，并相信这是事实。

　　各种门不断地打开、关上，只要我们专注在自己身上，不论穿越哪一扇门，平安永远与我们同在。即使我们穿越的是这个世界的最后一扇门，那也不是终点，而是另一趟新冒险的起点。改变永远都不会是问题，请相信事实就是如此。

今天是崭新的一天，
会有许多美好的新体验。
我们是被爱的，我们是安全的。

宇宙对我说 yes

　　宇宙与我们是"施与受"的关系，而接受就是以一个特大号的 yes 来响应宇宙。"宇宙永远跟你说 yes。"露易丝说道，"它要你体验自己的至善，当你寻求自己的至善时，宇宙不会说'我考虑看看'，它会直接说 yes。宇宙永远对你的至善说 yes。"而你也要以 yes 来回应。接受的关键在于你的意愿，或者说你已经准备好了。当你声明"我已经准备好要在这种情况下接收我的至善"时，就会改变你的观点和处境。

　　接受能让你与宇宙同在，帮助你活在当下。深呼吸，吸进所有为你而存在的一切。"通常情况下，我们唯一欠缺的，就是接受的能力。"露易丝说，"宇宙永远会响应我们的所求，但首先我们必须敞开心扉，有意愿去接受。"接受的意愿可以打开你的心，让你超越自以为是的值得或不值得的信念，并颠覆你对可能性的一贯想法。乐于接受，可以帮助你注意到那些已经为你而存在的东西。

我呼吸着生命的圆满与富足

　　你生来就是为了表达美好与爱。生命在等着你无条件去接受它，去感受你值得它给你的一切美好。宇宙的大智慧与能量都任你取用，生命永远与你同在、永远支持你。相信你内在的力量，它会一直照应你。

　　如果你感到害怕，不妨去感受进出你身体的气息。你的呼吸，是维持生命的最珍贵要素，是可以让你自由取用的赐予。只要你活着，就有充足的呼吸来维系生命。你不假思索地就接受了这项珍贵的生命要素，但却又怀疑生命能否提供你其他的必需品。现在是时候去认识自己的力量，以及弄清楚自己有哪些本事了。

　　向内探索，找出你是谁。

我完全地爱这样的自己

我们未必要成为"完美的父母"。如果我们是慈祥的父母，孩子便可能成长为友善的人，是我们希望结交到的那种朋友。他们会成功、会实现自我，因而带来内在的平静。

我认为，我们能为孩子做的最好的一件事，
就是学会爱自己，因为孩子会耳濡目染。
如此一来，我们的人生会更美满，
孩子的人生也会更幸福。

我要为别人的成功而欢喜

放弃内心的挣扎，
允许自己完全地去享受今天的生活。
要心怀感恩，感谢自己的创造才能。
宇宙喜欢懂得感恩的人。
要为别人的成功而欢喜。
你做每件事都要乐在其中，好玩又有创意。
爱自己，也乐于生活。
现在你已经来到了另一个层次。
一切安好。

练习肯定语：我散发着成功的气场，到哪里都能左右逢源。

Trust Life

我愿意每天都学习新事物

如果你抗拒改变，就做镜子练习，反复说以下肯定语：

这只是一个想法，而想法是可以改变的。
我勇于改变，愿意改变。

我张开双臂迎接新的一天、新的事物。
我愿意每天学习新事物。
每个问题都有解决之道。

所有经验都是我学习及成长的机会。
我是安全的。

每个想法都在创造我的未来

　　露易丝在《全部可能性》（*The Totality of Possibilities*）的现场讲座上说："我这辈子都在看穿他人的真相。我看到他们存在的绝对真相，也知道健全的神就在他们之中，并能通过他们展现出来。"露易丝说的不是积极、正面的思考。事实上，露易丝不认为有所谓的正面或负面、积极或消极的想法。想法永远都是中性的，只是我们处理想法的方式才有正负之分。

　　"那么，我们如何才能真正改变自己的想法呢？"罗伯特·霍尔登问露易丝。

　　"你必须改变你与自己想法之间的关系。"她说。

　　"怎么做？"

　　"记住你的想法都是你想出来的。"

　　"也就是说，认清你只是想法的生产者，你的想法不是你。"罗伯特说。

　　"力量是握在有生产想法的人们手里，想法本身没有力量。"她回应道。

我的生活圆满而完整，
我已准备好要展开新冒险了！

　　你生命的每一刻都是完美、圆满而完整的，绝对不会半途而废。你与无限的力量、无限的智慧、无限的行动、无限的"一"是一体的。

　　早上你带着充实感醒来，知道你会完成今天该你负责的事务。你的每一次呼吸都是饱满的，看到的每个场景都是完整的，所说的每句话都是充分的，而你负责的每个任务也都圆满完成了。你不是在生命的蛮荒中独自奋斗。你释放出所有与抗拒有关的信念。

　　许多看不见的朋友会给你帮助，只要你开口邀请，他们随时都准备好引导你、指点你，让生活中的大小事都能不费力地步入正轨：该打的电话会准时完成，该收的邮件都会收到且及时回复，企划案取得了成果，与别人愉快合作。所有的事都及时发生，并符合完美的神圣秩序。一切大功告成，而你舒心愉快。这是圆满的一天，事实也是如此。

我们之所以在这里，
是为了爱自己、爱彼此

　　我们是唯一可以拯救这个世界的人。当我们为了共同的理念团结一心时，便会找到答案。我们必须永远记住，有一部分的我们超越了身体、超越了人格、超越了病痛、超越了过去，也超越了我们的感情及人际关系。我们的核心是纯粹的灵、永恒的灵。它一向都在，未来也永远存在。我们之所以在这里，是为了爱自己、爱彼此。当我们爱人如己，就会找到答案，进而疗愈自己和这个世界。

　　我们正在经历一个非常时期，各式各样的事物都在转变。我们甚至可能连问题的深度都不知道，但我们可以拼尽全力。这终会过去，我们会找到解决之道。我们所有人在灵性层次上是相连的，而在灵魂层次上则是一体的。我们是自由的，这就是事实。

主动思考：
我始终都能自由地选择自己的想法

除非我愿意，否则任何人、地点、事物都无法牵制我，因为在我的脑海里，我是唯一的思考者。我有无限的自由，能够选择要想什么念头。我可以选择用积极的方式来看待生活，而不是发牢骚、抱怨，或是生自己或别人的气。只看得到自己缺少了什么，这是看待事情的一个角度，却无法改变什么。

> 当我爱自己，并发现自己处境恶劣时，
> 我可以这样说："我愿意从意识中，
> 跳出这个令我陷入困境的模式。"

我们都曾经有过消极或负面的选择，但这并不意味着我们不是好人，也不意味着我们就要被困在这些消极的选项里。我们永远都可以选择放下过去的评判。

记得陪你的内在小孩玩得开心

要让孩子茁壮成长，就要给孩子需要的爱、接纳及赞美。做到这些后，我们可以为孩子示范"更好"的做事方法。但别忘了，你的内在小孩仍然需要爱与认同。

你可以和内在小孩说出以下的正面陈述：

我爱你，我知道你已经尽力了。
你本来就是完美的。

你一天比一天更好，我认同你。
现在让我们来看看，
这件事有没有更好的做法。
成长与改变都可以很好玩，
而且我们可以携手同行。

我始终都是完美、圆满且完整的

在我无限生命的这一世中，
一切都完美、圆满且完整。
我不再选择去相信以前的限制与匮乏。
我现在选择去看清自己，
就像宇宙眼中的我——完美、圆满且完整。

我存在的真相是：
我是完美、圆满且完整的，
始终都是如此。
现在，我选择带着这样的新理解生活。
我在对的时间来到对的地点，做对的事。
在我的世界里，一切安好。

今天，我愿意让生命爱我

  暂且放下这本书，讲 10 遍生命爱你这句肯定语。然后，看着镜子中的你，说出以下肯定语：今天，我愿意让生命爱我。注意你的反应，而且记得不要憋气。

  重复这则肯定语，直到你感觉身体舒适自在、心变得轻盈起来，而且脑海里的评论都是快乐的。意愿是关键，只要你有意愿，凡事都有可能。

  "我希望大家在做镜子练习的时候，对自己宽容一点。"露易丝说，"我知道刚开始做镜子练习时，你可能会如临大敌。因为这会揭露你最根本的恐惧，还有最糟糕的自我批判。但如果你持续注视着镜子，会开始看穿这些批判，看出你实际上是怎样的人。你对这个练习抱持哪种态度，是成功的关键。务必放轻松，带着点好玩的心情，这点很重要。假如换个用语对你有帮助的话，我情愿你不要再叫它镜子练习，而是改叫它镜子游戏。"

我拥有改变生命的力量

记住，不论面临什么处境，都是你的想法将你往那里带的。你周围的人怎么看待你，都只是在反映你心里所认定的自我价值。

俗话说"境随心转"，想法是可以改变的，进而情况也会随之改变。原本我们受不了的老板，可以成为最好的老板；升迁无望的工作，可能会开启另一个充满可能性的新的职业生涯；讨人厌的同事即使不能成为朋友，至少也会更好相处；原本捉襟见肘的薪水，可能会在眨眼间增涨；或是找到更好的新工作。

如果我们能改变想法，只要你敞开心扉去接受，就能打开无限多的大门。我们必须从意识中去接受一个事实：富足与成就可以来自任何地方。一开始的变化可能微不足道，例如，你的老板可能会多分派一项工作给你，而你可以借此展示你的聪明才智及创造力。或者，你不再与某个同事敌对，结果对方的行为出现了明显的转变。不管是什么变化，你都要欣然接受。你并不孤单。你就是改变的化身，创造你的力量，也赋予你同样的创造力，让你可以主动创造自己的境遇！

我愿意改变并成长

　　人际关系是我们的镜子。被我们吸引过来的人，就像镜子一样映照出我们的特质，或是映照出我们对人际关系的信念。不论对方是老板、同事、员工、朋友、爱人、配偶或孩子，都是如此。你看这些人不顺眼，都跟你的信念有关，而且你自己可能也会做同样的事情。除非他们的特质在某些地方跟你的生命互补，否则你不会把他们吸引过来，或是让他们进入你的生活圈子。

◆ 练习：我们与他们 ◆

　　花点时间，从生活中挑出一位你看不惯的人。描述不喜欢这个人的三个原因，也就是你希望对方改变的地方。

　　现在，探索你的内心并问自己："我有哪些地方也是这样？我什么时候会做同样的事？"

　　闭上眼睛，留一些时间给自己完成上面的步骤。

　　然后问问自己是否愿意改变。当你从自己的思维与行为中清除这些模式、习惯及信念后，对方若是没有改变，就会主动离开你。

我释放出"应该"这两个字，
让自己自由

　　我说过很多次了，我认为应该这两个字，在我们的用语中是破坏力最强的词汇之一。事实上，每次只要我们用了这两个字，不是在说我们现在或以前错了，就是指我们即将会犯错。我想永远把应该这个词汇从用语中删除，把它替换成可以。

"可以"跟"应该"不一样，
"可以"一词给了我们选择的余地，
让我们永远都不会出错。

　　想 5 件你"应该"做的事，然后把应该改成可以。
　　现在问问自己："为什么我还没有那么做？"你可能会发现，多年来你一直在责怪自己做了一些当初根本不想做的事，或者不是你起头的事。你可以从自己的清单中，划掉多少件"应该"做的事？

感谢我的营养中心

　　露易丝说:"我下厨时,总会谢谢炉子有好好工作。"所以,当你在厨房时,要养成感谢烹饪器材的习惯。感谢你的洗碗机、果汁机、茶壶、冰箱,等等,趁你还在厨房时使用以下肯定语:

你好,厨房,你是我的营养中心。

我感谢你! 你与这里全部的用具帮了我大忙,

让我轻松烹调出美味又营养的食物。

我的冰箱装满了有益健康的好食材。

我可以很容易就准备出既美味又营养的菜肴。

你让我变得很开心,我爱你。

我用宠爱身体的食物来喂养自己

　　想法和食物就是王道，决定了你的一切。如果你的身体有良好的营养，就能让你的大脑好好工作。如果从改变饮食习惯做起，就能更容易理解新的正面想法，并在生活中做出更好的选择。

　　从以下肯定语开始：

<blockquote>
我爱自己，因此我
选择有营养的食物来宠爱及喂养身体，
我的身体也会充满活力地
用健康及满满的能量来报答我。
</blockquote>

我愿意爱我的内在小孩，
并真心接纳他

　　无论你多大年纪，内心都有一个需要被爱与被接纳的孩子。如果你是女性，不管如何独立，心里都有一个需要帮助的柔弱小女孩；如果你是男性，不管多么有自信，心里都住着一个渴求温暖及亲情的小男孩。

　　每次当你心生恐惧时，都要意识到那是你的内在小孩在害怕。长大成人的那个你不会害怕，但却与内在小孩失去了联结，没能去陪伴与照顾他。你身上的大人与小孩需要培养感情，维系好关系。

　　你的内在小孩真正想要的是受到关注、有安全感，以及被爱。如果你能每天花些时间，跟内心深处的孩子联结、交流，生活将会变得更美好。

　　让我们一起说以下肯定语：我愿意爱我的内在小孩，并真心接纳他。

我发誓以慈悲心来对待自己

　　活在世上，每个人难免都有一些自认为无法接受或无法喜欢的领域。如果我们真的对某个部分的自己很生气，往往就会虐待自己。我们会滥用酒精、香烟等对身体有害的物品，或是暴饮暴食；我们会痛斥自己、挑自己毛病，这是我们最糟糕的行为之一，杀伤力比什么都强。

　　我们必须停止对自己的一切评判，一旦戒除自我评判的习惯，神奇的事随之发生了——我们也会停止评判别人。这是因为每个人都是我们内心的映照，我们在别人身上看到的，也会在自己身上看到。

　　当我们埋怨别人时，其实是在抱怨自己。等我们真正爱自己、接受自己，就再也没什么可抱怨的了。我们不能再伤害自己，同样也不能伤害别人。让我们立下誓言，再也不会为了任何事情来评判自己。

不要忘了，今天我要过得开心

    不管你正在做什么，都不会索然无味，你一定可以在其中找到乐趣。就像玩游戏一样，可以让你乐在其中。一切都看你怎么想！只要你愿意，即便是练习宽恕、释放出怨恨都可以是有趣的。同样的，你可以为自己很难释然的人或事情编一首小曲子，当你哼唱时，整个放下的过程会自然而然地轻松起来。我在做一对一的个案咨询时，只要一有机会，就会把笑声带进来。越早笑出来，就越容易放下，越能对整件事情释然。

    如果你看到自己烦恼的问题，成了剧作家尼尔·西蒙（Neil Simon）放在舞台上的哏，你可能会笑到从椅子上摔下来。悲剧和喜剧是同一回事，都取决于你怎么看。"噢，我们这些凡人啊，都是十足的傻瓜"[1]。

    尽你所能地，让你的转变成为充满喜悦和快乐的一趟旅程，祝你玩得开心！

---

1   此句原文改编自莎士比亚《仲夏夜之梦》的名句 "Lord, what fools these mortals be!"。

我可以帮上什么忙？

　　许多人需要生活目标，例如，一年或五年目标——但我从来没这样做过。事实上，我很少刻意追求过某个明确定义的目标，我的问题一向都是：我如何帮助大家？这个问题我已经问过无数次了，今天依然在问。

　　当我看到世界上还有很多层出不穷的棘手状况时，我明白自己或许没办法具体帮上忙，而我能做的是主动提出："我可以帮上什么忙？"在能量层次上，将这样的意图投射出去。

我的目标是热爱每一个当下

　　我把"爱"写进每天的计划表里，无论是去市场、进办公室、绕着操场跑或只是待在家里。人生在世，我们的使命之一，就是协助疗愈世界。所以，我们得从疗愈自己开始。

我们人在哪里，
世界的中心就在哪里。
我们的想法像池塘的涟漪一样，
会从我们身边扩散出去。

　　当我们怀抱和谐的想法来创造内在和谐时，和谐的能量会从我们身上扩散到全世界，触及其他人、地方及事物，而外界会察觉到这些振动并给予回应。我们要做的是，确保自己散播出去的是和谐与爱。

我感谢生命中所有的爱

　　爱会在我们最不经意的时候到来，在我们不刻意寻找时主动上门。强求的爱，永远不会带来合适的伴侣，只会造成渴望与不快乐。爱在你我之间，不假外求。

　　对爱不能说风就是雨，期待爱情立刻降临。或许你还没有准备好，又或者你的成长还不足以吸引到你要的爱，所以你需要耐心。不要为了只图有个伴，而勉强接受任何人。定下你的标准，想吸引什么样的爱情？列出自身的特质，你会吸引到拥有相同特质的人。也可以检查一下，是什么在阻挡你的爱到来。也许是挑剔、评判？或觉得自己不配？择偶标准不合理？有偶像包袱？害怕亲密关系？或是相信自己不可能被爱？

> 做好准备，等待爱降临的那一刻。
>
> 为爱腾出空间，准备好去滋养爱。
>
> 认真去爱，自然就会有人爱你。
>
> 打开心门，去接受爱。

做自己喜欢的工作，
自然会得到好薪酬

◆ 事业成长的肯定语 ◆

我跟所有同事都相处融洽，
在相互尊重的氛围中工作。

我为尊重我、给我丰厚薪酬的人工作，
而且工作环境非常舒服。

我很容易找到工作，收入不断增加。
我的工作充实，令我心满意足。
每次都能遇到很好的老板。
去工作总是很愉快。

我有很不错的职业生涯。
我感谢自己的职业。

我身体的每个细胞
都蕴含神圣智慧

在我无限生命的这一世中，
一切都完美、圆满且完整。
我把身体当成好朋友，
身体的每个细胞都蕴含神圣智慧。

我倾听它跟我说话，我知道它的建议是正确的。
我总是安全无虞。
我选择健康与自由。
在我的世界里，一切安好。

我请求爱教会我如何去爱

　　对人们来说，爱的沟通是最快乐、最强大的体验之一。我如何达到目前这个层次？我付出了很多心血，看了很多书，才渐渐明白了生命的道理。例如，我所想的、所说的，从我身上发散出去后，宇宙会给予回应，让它们又回到我身上。

　　因此，我开始寻求帮助，并观察自己。当我给自己一个旁观者的空间，不评断、不批判，我就能在爱的沟通上有大的进步。

我相信什么？

我感觉到了什么？

我如何反应？

我要怎样才能更有爱？

然后我对宇宙说："教我怎么去爱吧。"

我接受疗愈与良好的健康，
就在此时此地

良好的健康是我的神圣权利。
我敞开自己，接受宇宙所有的疗愈能量。
我知道身体的每个细胞都具有智慧，
懂得如何自我疗愈。

我的身体总是努力去追求完美的健康，现在，我要释放出破坏完美疗愈的所有障碍。我学习营养学，只用有益健康的食物喂养身体。我关注自己的想法，只想有助于健康的念头。我爱自己的身体，把爱传送给所有器官、骨骼、肌肉及身体的各部位，并用爱浇灌身体的每一个细胞。我由衷地感谢身体帮我的健康打好了底子，现在我接受疗愈及良好的健康，就在此时此地。

当我修正自己的想法时，
问题就迎刃而解了

　　如果你从事自己不喜欢的工作，如果你想要扭转自己的处境，如果你的工作出了状况，或者正在待业中，最好的处理方式如下：

　　首先，用爱祝福你的现状。要知道，现状只是路途上的一块垫脚石。你会走到现在这个处境，都是因为自己的思维模式。如果他人对待你的方式不如你意，那么你的意识中一定有吸引他人那样做的某种模式。因此，思考你目前的工作或最后一份工作，开始用爱祝福一切——建筑物、电梯或楼梯、房间、家具及工作设备、你为之工作的对象，以及跟你共事的人及每一个客户。

　　接着，为自己说以下肯定语：我每次都为最好的老板工作。我的老板总是尊重我、礼遇我。我的老板慷慨又好相处。这些话将会与你的一生同行，如果你有朝一日当上老板，也会成为这样的好老板。

我宽容的态度，
吸引来新灵感与新开始

　　只要你一直抱持着不原谅的念头，就绝对无法摆脱痛苦。如果你继续选择生气及怨恨，怎么可能在这一刻快乐起来呢？痛苦的想法永远创造不出快乐。不管你觉得自己有多理直气壮，不管"他人"做了什么，如果你紧抱着过去不放，那么将永远得不到自由。原谅自己也原谅他人，可以让你从往事的牢笼里走出来。

　　当你觉得自己受困在某种困境里，或是觉得肯定语没有发挥作用，这通常意味着你的宽恕工作没有做完。

　　当你不能自由地活在当下这一刻，多半是因为你还抓着过往的事情不放。你紧紧抓住不放的，或许是懊悔、悲伤、伤痛、恐惧、愧疚、责备、愤怒、怨恨，有时甚至是报仇的渴望。这些情绪都来自不愿宽恕的心态，拒绝放手，也拒绝进入当下。只有活在当下这一刻，你才能创造未来。

在我的内在世界，一切安好

　　我与生命是一体的，所有生命都爱我、支持我。因此，我主张要在所有层次都得到爱及接纳。我接受自己的全部情绪，并会在必要时以妥当的方式来表达情绪。我不是我的父母，不会依附于他们愤怒与评判的老旧模式。我已经懂得观察形势，不会不假思索地直接作出回应。也因此，现在我的生活比以前平静多了。

我是独一无二的，
不再选择为了小事抓狂，我心平气和。
这就是我存在的真相，我接受事实如此。
在我的内在世界，一切安好。

我是永恒"一"的独特表达

　　我来这里学习无条件地爱自己、爱别人。尽管每个人都具备可观测的特质，比如身高和体重，但对我来说，还有比这具肉身更重要的东西——那些无法测量的部分，正是我的力量所在。

　　拿自己跟别人比较，只会觉得自己比别人高一等或低一等，而不可能接受真正的自己，那真是浪费时间和精力！

　　我们都是独一无二的美好存在，
　　每个人都不一样，每个人都很特别。
　　我要向内走，感受到每个人都联结在一起，
　　都是永恒"一"的独特表达。

我用爱来迎接内在小孩

　　走到镜子面前，凝视着你的眼睛。看穿镜子中那个成人的外表，迎接你的内在小孩。这个孩子想告诉你什么？

1. 找一张你 5 岁左右的照片，将照片贴在卫生间的镜子上。

2. 端详这张照片几分钟。你看到了什么？你看到的是一个快乐的孩子吗？或是一个不开心的孩子？

3. 看着镜子，对着你的内在小孩说话（你可以看着照片，或直接注视自己的眼睛——选择会让你更自在的做法）。如果你童年时有小名，就用这个小名来召唤你的内在小孩。更好的方式是坐在镜子面前，如果是站着，你可能会因为对话时太难受而逃离。所以建议你坐着，身边备好面巾纸，然后开始跟你的内在小孩说话。

4. 敞开你的心扉，说出深埋在你心底的想法。

5. 讲完后，说出以下肯定语："我爱你，亲爱的。我就在这里，你是安全的。"

宽恕帮助我开创更美好的未来

很多人觉得宽恕是一个棘手且令人费解的概念，但是要知道，宽恕与接受是两回事：原谅某个人，不代表你认同对方的行为。宽恕是发生在你内心世界的事，完全与另一人无关。真正的宽恕，其实是让你从痛苦中解脱出来。

此外，宽恕不代表你允许他人持续对你做出让你痛苦的行为或事情。坚守立场并划出健康的界线，往往是你所能做的最爱自己也最爱对方的行为。

不论你因为什么而感觉痛苦到难以原谅，你都可以超越那些感觉。你是有选择的，你可以选择心怀怨恨地被困在原地，或是选择帮自己一个忙，愿意原谅过去发生的事情。放下，就让它过去吧！继续往前走，去开创快乐、充实的人生。你可以自由地、随心所欲地去创造你想要的生活，因为你拥有选择的自由。

我选择相信爱

我有能力去选择看穿事物的真实本质，
也可以选择用爱来看待一切。
爱的本质无处不在、无所不能，
因此我知道，整个宇宙都有爱的存在。

爱环绕着我，安住在我之内，
走在我前面，为我铺平道路。
我是备受恩宠的宇宙之子，
宇宙慈爱地照顾着我，从现在到永远。

当我需要什么时，
我向创造我的能量求助，
请求它回应我的需求，
而在得到回应之前，我会先心存感谢，
因为我知道，它的回应会以
完美的时空序列来到我身边。

我的每个选择，
对我来说都是完美的

　　什么能带给你欢喜？什么能让你的内心欢乐？直探内心，相信生命的历程会揭示你的真正使命。你会发现当你做真正喜欢的事情时，钱会随之而来，体重会稳定下来，消化不良的问题也会消失。与此同时，你会找到能令你真正快乐的事，进而去追求。祝福你一路走来的这条路，并明白当初你踏上这条路，这条路就是最适合你的。

　　现在，你向宇宙张开双臂的时候到了，用爱来拥抱自己，在生活中迎接神圣秩序的新进展。以下是适合你使用的肯定语：

我信任生命的历程。

我的每个选择，对我来说都是完美的。

我是安全的，这只是一个改变。

我用爱释放过去，

现在我开创了一个美好的新事业，

从中得到深刻的满足。

这就是事实！

用爱祝福我的工作

　　有个年轻人即将投入新工作，为此他十分紧张。我记得当时是这么跟他说的："为什么你觉得自己不能胜任？你当然会成功。把你的心门打开，让才华迸发出来。用爱祝福你的公司、你的同事、你的上司，以及所有顾客，一切都会顺利的。"

　　他照着做了，结果非常圆满。

　　如果你有意离职，那么请开始用爱来放下现职，好让另一个人可以欢喜地接下你的职务。要知道，外面有人正在寻找你这样的人才，即便是现在，生命的棋盘也正在牵引你们相遇。

我爱我的车

我觉得自己开车既安全又愉快。
我把车照顾得很好，
车也把我照顾得很好。

车子随时待命，准备好跟我到处去旅行。
维修保养的师傅技术一流，也很宝贝我的车。
每次我一上车，都带着满满的爱，
所以爱总是与我同行。

我把爱分送给路上的其他司机，
毕竟我们都在一条路上同行。
爱是我的前导，还会在目的地迎接我。

我有能力改变我的想法及世界

　　如果人人都能每天练习与自己内在的"宝藏"连线，我们真的可以改变世界。活在真理中的人会改变世界，因为我们存在的真相，就是有无条件的爱供我们所用。我们充满了不可思议的欢喜、宁静的平和，并与无限智慧相联结。我们所需要做的，就是明白这个事实，并且亲自体验它！

　　今天我们的心理状态，是在为明天做准备。我们所想的、所说的，以及所接收的信念，都在塑造我们的明天。每天早晨站在镜子面前，看着自己说出以下肯定语：

我被灌注无条件的爱，今天我要把它表达出来。

我满心欢喜，今天我要把它表达出来。

我内心一片祥和平静，今天我要跟人分享。

我被灌注了无限的智慧，今天我要运用它。

这就是关于我的真相。

我喜欢做自己

　　我看见自己拥有"一"的意识，以及与神圣的力量同在。我自己始终都相信这股力量就在我体内，而我体内的这股神圣力量，就是我一切渴望的泉源。我自信地召唤这股力量，来满足我的内在需求。我无条件地热爱这股力量，知道一切真相。在人生路上，我始终跟这股力量欢喜同行，欢喜地展现我本有的善良。随着我智慧的增长，对灵性也更加了解，而我每一天都更充分地展现自己真实本质的内在美与力量。

　　神圣的秩序始终都出现在我的体验中，而且我有充足的时间去完成我选择要做的所有事情。我总是以智慧、理解与爱来待人接物，而我的言语也受到了神圣力量的指引。我看见自己在工作上、书写时、言谈中，都能以深刻的理解与智慧，毫不费力地展现灵性的创造能量。有趣的、振奋人心的点子在我的意识中流动，让我能欢喜地表达出来，并把接收到的点子充分地展现出来。

我跟生命说 yes，
生命也跟我说 yes

"我所做的，就只是倾听内在的声音，然后说 yes。"当露易丝回顾她写作及教学的事业时说道，"我从来没想过自己会出书。我的第一本书，就是那本蓝皮的《生命之重建：治愈你的身体》，原本只是我编写的一本小册子。有人建议我把它扩写成一本书，我就说了 yes。当时我根本不知道要如何出书，于是帮手们就陆续现身了。这只是一场小冒险。"她完全没料到这个"小冒险"会成为畅销书，并推动出版业励志书的革命。

露易丝站上演讲台的经历也大致如此。"有人请我去演讲，我答应了。我根本不知道要讲什么，但是当我说 yes 时，马上就感觉自己受到了指引。"一开始是演讲，后来是研讨会，然后是海氏夜游。"有几名男同志经常来参加我的研讨会。"露易丝回忆道，"然后有一天，有人问我是否愿意为艾滋病的男病友主持聚会。我说：'好啊，我们来办聚会，看看会怎样。'"当时并没有正式的营销计划。去上《奥普拉脱口秀》及《唐纳休脱口秀》的机会也不是她争取来的。"我跟着自己的心走。"露易丝说道。

当我爱自己并接纳自己时，爱别人就更容易了

◆ 增进友谊的肯定语 ◆

我愿意释放出把纠纷不断的友谊
吸引过来的内在模式。
我爱自己、接纳自己，像磁铁一样把朋友吸引过来。
我跟朋友的关系良好，我是个有爱心的益友。
我相信自己，相信生命，也相信朋友。

当我爱自己、接纳自己时，爱别人就更容易了。
即使我犯了错，朋友们也会帮助我渡过难关。
我值得得到这些支持。

我的朋友给了我爱和支持，
同时我们也都有做自己的充分自由。
我对别人的爱与接纳，带来了长久的友谊。

我虚心受教，懂得学习，
而且愿意改变

在我无限生命的这一世中，
一切都完美、圆满且完整。
现在我选择冷静、客观地去看待我的旧模式，
我愿意改变。

我虚心受教，懂得学习，而且愿意改变。
我选择乐在其中。
一旦发现有需要释放出的旧习惯时，
我选择的响应是——就像自己挖到宝了。

我看到并感觉得到自己每时每刻都在改变。
想法再也影响不了我。
我是这个世界上的强大力量，我选择自由。
在我的世界里，一切安好。

我越是爱自己，
越是觉得生命爱我

　　"生命总是努力地爱着我们，但我们的心态必须开放，才有办法看出来。"露易丝告诉罗伯特·霍尔登。

　　"心态要如何保持开放呢？"他问。

　　"愿意爱自己。"她说。

　　"爱自己是让生命爱你的关键。"

　　"当你不爱自己，又把这种状态投射到别人身上时，你会责备别人不够爱你，并且只会看到一个不友善的宇宙。"露易丝解释道。

　　"投射形成知见。（Projection makes perception.）"罗伯特说，他分享的是《奇迹课程》的一句话。

　　"恐惧让我们看见一个世界，爱让我们看见另一个世界。"露易丝说，"我们自己决定哪个世界才是真实的，也决定自己要住在哪一个世界。"

每个问题都有解决之道

　　没有解决方法的问题是不存在的，不存在无解的问题。不论你面临任何可能出现的不和谐，都可以选择超脱问题的表象，寻求神圣的解决之道。

　　只要有心，遇到任何冲突或困惑，都可视为一个学习的机会。你必须放下所有的责怪，向内探求真相，这点非常重要。

　　另外，你还要有意愿，愿意试着从意识中释放出会导致这种情况的任何一种模式。

今天，我要相信更高力量

　　很久以前，我就知道自己是"一"的一种存在形式，身上带有"一"的神圣力量，灵性的智慧与理解就在我之内。由此可见，我在这个世界上的一切人际往来都受到了心的指引。

一如所有的星辰与星球
都在各自的完美轨道上运行，
我也置身在神圣的正确秩序中。

　　以我有限的人类心智，或许不能参透所有的玄机；但我知道，从宇宙层次来看，我是在正确的位置上，在正确的时间做正确的事情。我目前的经历，是打开新觉知与新机会的大门。

现在我要迎来成功的事业，
这是我应得的

　　如果你喜欢现在的工作，却觉得薪酬太低，那么就用爱祝福你的薪水吧。感恩自己已经拥有的，但还有成长的空间。认同你正在敞开意识来接受更多的成功与富足，而其中一部分就是上涨的薪水。认同你应该且值得加薪，不是因为某些消极的理由，而是因为你是公司的珍贵资产，老板想跟你分享利润。

　　在工作上永远全力以赴、做到最好，这等于告诉宇宙你已经准备好了，可以提拔你到下一个更好、更能施展抱负的地方了。

　　你的意识带着你走到目前的处境，它若不是让你在原地踏步，就是将你带往一个更好的位置。至于是哪个选择，则由你决定。

我用爱祝福我的收入，
并看着收入成长

　　我的收入很适合我。每天我会多爱自己一点，当我这么做时，发现自己打开了新的收入来源。富足会通过许多形式与管道前来，而且是无限的。有些人抱怨说他们只能靠着固定收入过活，没想到"一语成谶"，反而限制了自己的收入。

　　然而，只有固定收入是谁的责任呢？有的人觉得自己不配挣得比父亲多，有的人则认为自己无法超越父母的身价。关于这个问题，我要告诉你的是，我们可以敬爱父母，但收入仍然可以超越他们。宇宙是无限的，每个人的所得都来自这个宇宙。我目前的收入，反映出我的信念及我的价值。这与索求无关，而是允许自己去接受。我为了自己，去接受源源不断的稳健收入。

我每天都在工作中体验到奇迹

　　爱的祝福是强大的工具，适用于任何工作环境。在你进公司前就把祝福送出去，用爱祝福公司的每个人、每个地点、每件事。如果遇到问题，同样用爱祝福。使用肯定语来认可你能在和谐状态下，在人事上、职务上取得共识。

　　　　我与工作环境、所有人都非常和谐。
　　　　我始终在这样的和谐氛围中工作。
　　我重视并尊重每个人，他们同样也重视并尊重我。
　　　　我用爱祝福这个情况，并且知道
　　　所有的相关人士都会得到最有利的结果。
　　　我用爱祝福你，放手让你达到你的至善。
　我祝福这份工作，并把它移交给一个会珍惜它的人，
　　我则恢复自由之身，去接受一个更好的新机会。

　　从以上的肯定语中，选出符合你情况的几句话使用或改写，然后一遍遍重复。每次想起对方或是相对应的情况，就重复这些肯定语。消除内心对这种情况的负面能量，改变你的想法，就可以改变你的实际体验。

在瞬息万变的生活节奏中，
我感到安心

　　以前我进行一对一的个案咨询时，总会听到需要帮助的对象替自己的局限性辩驳，要求我体谅他们是因为这个或那个理由才会陷入困境。如果我们相信并接受自己被困住了，就真的动弹不得了。我们会"被困住"，是因为我们的负面或消极的信念实现了。相反，如果一开始我们就把关注点放在优势上，情况就不一样了。

　　很多人告诉我，我的录音带救了他们一命。但是，我要你们明白，任何书籍或录音带都救不了你，塑料盒中的小小录音带无法挽救你的人生。你如何运用所获得的信息，才是关键所在。我可以给你们一堆点子，但有用没用则取决于你们怎么做。我建议反复听同一卷录音带，至少要听上一个月，好让里面的信息变成新的习惯模式。

　　我不是你的疗愈师或救星，唯一能帮你改写人生的人，是你自己。

这只是想法，
而想法是可以改变的

　　到目前为止，你所有的人生经历都是你过去的想法及信念创造出来的。它们是你在昨天、上周、上个月、去年、10年前、20年前、30年前、40年前或更久之前，用自己的想法和言语所创造出来的。

　　然而，那都是你的过去，而过去的就过去了。在这一刻，最重要的是你现在选择想什么、相信什么、说什么。因为这些想法和言语将会创造你的未来。你可以努力的时间点只有当下这一刻，并且每一个当下都在建构你的明天、下周、下个月、明年乃至未来的经历。

　　你或许会注意到此刻自己在想什么，这个或那个想法是负面的，还是正面的？是积极的，还是消极的？你想让这样的想法为你创造未来吗？单纯地去观察，不做任何评判，并觉知到自己在想什么。

今天，我创造美好的新未来

  我们正在学习生命的运作方式，这就像学习使用电脑一样。第一次接触电脑时，你会学习一些简单的基本操作流程——如何开机与关机、如何打开与储存文档、如何打印。在这个阶段，电脑会为你带来好奇感。当你深入了解电脑后，它还能为你做更多的事，甚至是创造奇迹。

  生命也是如此。我们越了解生命的运作，生命就能为我们带来更多的奇迹。

生命有自己的节奏与律动，
而我是生命之流的一部分。
生命支持我，只带给我有益的正面体验。
我相信生命历程会促成我的至善，
为我带来更多的好处。

每一天，我都在各方面
感觉到自己越来越健康

　　每个人对于饮食与健康，都有自己的想法和习惯。如果你相信自己能够养成健康的饮食习惯，相信自己可以得到疗愈，那么正确的信息和助力就会来到你身边。如果你认定某件事难如登天、太浪费时间或是不可能办到，这些都会反映在你的生活及习惯上。当你改变立场，相信某件事绝对办得到，办法就会显现出来。练习以下肯定语：

身体你好，感谢你如此健康。

守护我的健康是毫不费力的事。

我已经痊愈了，我是完整的，这是我应得的。

我的身体知道如何自我疗愈。

每一天，我都在各方面，感觉自己越来越健康。

我欢喜地选择营养又美味的食物，

身体喜欢我为每一餐选择的完美食物。

规划健康饮食让我乐在其中，我值得花这些功夫。

当我用健康食物来喂养自己时，

就是为新的一天滋养我的身心。

今天，我要让自己的感觉好一点

　　我认为生活的真正目标，是过得开心。我们想要财富，是为了能过得开心；我们想要健康，是为了活得更开心；我们想要美满的感情，是认为这样我们会更开心。不如我们干脆一点，把目标直接设定为过得开心，就可以省下额外的工作。

此时此刻，我如何做才会真正觉得开心？
现在我可以抱持什么想法，
让自己感觉好一点？
这是我们需要持续问自己的问题。

独特的才华与能力，
在我身上流动

在我无限生命的这一世中，
一切都完美、圆满且完整。
独特的才华与能力，在我身上流动，
痛快淋漓地表达出来。

外面的世界始终有人在寻求我的服务，
我一直都很抢手，
可以挑选自己想做的事。

我做自己满意的工作，得到丰厚的薪酬。
我乐在工作，享受工作。
在我的世界里，一切安好。

我值得被爱

◆ 拥抱性欲的肯定语 ◆

探索自己的性欲是安全的，
我享受且能自由地表达我的欲望。

我认可我的性欲。
我爱自己，也爱我的性欲。
我爱自己，这是安全、可靠的。
我允许自己享受身体。

我超越自我设限的信念，完全接受自己。
不论在任何情况下，做自己都是安全的。

我的性欲是美好的礼物。
我值得被爱。

现在，我的人生由我做主

很多人的内心都有一个迷惘、孤独、觉得自己被排挤的小孩。或许长久以来，我们跟内在小孩的唯一接触就是斥责及批评他。然后，我们竟然还纳闷为何自己不快乐。我们不可能一边排斥自己的某个部分，一边还想维持内在的和谐。

从现在开始，接下来几天，想象你牵着内在小孩的手，不论去哪里都带着这个孩子同行，看看你们会有什么快乐的体验。这听起来傻傻的，但请你试试看，真的有效果。为你及你的内在小孩创造美好的生活体验，宇宙会回应你，你将会找到疗愈自己及内在小孩的方法。

让我们来说出以下肯定语：我爱我的内在小孩。现在，我的人生由我做主。

我倾听身体的智慧

　　身心的痛苦会以多种形式发生在我们身上：疼痛、擦伤、踢伤的拇指、瘀青、消化不良、失眠、反胃及各种身体不适。这些都是身体在向我们传递信息，挥舞着红旗来引起我们注意的方式——通报我们生活出了状况的最后一搏。

　　疼痛时，我们会怎么做？通常我们会去药店买止痛药来服下，这种行为等于在对身体说："闭嘴！我不想听你说话。"

　　然而，到了某种程度后，你不得不留意正在发生的事，让自己去倾听身体的声音。因为，你的身体渴望健康，而它需要你的配合。

　　将每一种疼痛都视为老师，而它正在告诉你，你的意识里有一个虚妄的想法。你所相信的、所说的、所做的或是所想的，都不符合你的至善或最高利益。我总会想象身体拉着我说："拜托，注意一下！"当你发现疼痛或疾病背后的心理模式时，就有机会通过镜子练习来改变这种模式，平息我们身上各种形式的不适。

凡不能支持我、滋养我的信念，
都要舍弃

　　处理成瘾行为时，爱自己、认同自己、信任生命历程，以及明白心智力量而产生的安全感，都非常重要。根据我与成瘾者相处的经验，知道他们中的多数人都极度憎恨自己，对自己毫不宽容。他们会日复一日地自我惩罚。为什么？因为他们在童年的某个时候，错把以下的信念当成了真的：自己不够好、不够乖，需要受到惩罚。涉及肢体虐待、精神伤害、性侵的幼年经历，更会促成深深的自我厌恶感。

　　坦诚、宽恕、爱自己，以及活在真相中的意愿，可以帮助当事人疗愈这些早年的创伤，让成瘾者暂时从他们的行为中得到喘息的机会。我还发现，成瘾者的人格是充满恐惧的，他们害怕放手，也不敢安心地相信生命历程。只要我们相信这个世界不安全，就会有某些人或状况在等着"逮到"我们——这样的信念就会成为我们的现实。

　　你愿意舍弃无法再支持你、滋养你的想法和信念吗？如果你的答案是肯定的，那就意味着你已经准备好继续我们的旅程了。

我要消除生活中所有的负面情绪

我与生命同在，所有生命都爱我、支持我。
因此，我认为自己有很高的自我价值及自尊。
我在各个方面都爱自己、欣赏自己。

我不是我的父母，不会有他们可能有过的成瘾模式。
不论我以前是什么样子，在现在这一刻，
我选择消除所有负面的自我对话，
爱自己，并认同自己。

我是独一无二的，我为自己是这样的人而高兴。
别人可以接纳我、爱我。
这是我存在的真相，这就是事实。
在我的世界里，一切安好。

当我原谅自己时，
就更容易原谅别人

　　提到原谅或宽恕，你脑海中出现的是谁？你认为绝对不会忘记的经历是什么？无法原谅的人是谁？是什么让你执迷于过去？当你拒绝原谅，紧抓着过去不放手，就不可能活在当下。

　　唯有活在当下，才能创造未来。宽恕是送给自己的礼物，它能让你从过去的经历、过去的关系中解脱出来。宽恕让你活在当下，当你原谅自己也原谅别人时，你就真的自由了。

　　真心的宽恕会带来巨大的解脱感。你需要原谅一直在忍受痛苦的自己，以及不够爱自己、以至于无意摆脱那些经历的你。要爱自己、原谅自己、宽恕别人，并活在当下。只要你敞开心扉，旧日的伤痛和苦楚就会纷纷从肩膀上滚落下来。立足于爱，你永远都是安全的。原谅每个人，原谅自己，原谅过往的所有经历。这样的你才是自由的。

我所有需求的响应，
都会在完美的时间点到来

　　我相信凡是我需要明白的事，都会揭露给我知道，所以我必须睁大眼睛、竖起耳朵。记得在我罹患癌症时，心里总想着足部反射治疗应该会对我有帮助。然后有天晚上我去听一堂课，才刚刚坐下，就有一位足部反射治疗师在我旁边落座。我们聊了起来，才得知他甚至提供上门服务。我没有去寻找治疗师，是治疗师主动送上门来了。

　　我也相信，无论我需要什么，都会按照完美的时空序列来到我身边。当我的生活出问题时，我会立刻这么想："一切安好，没事的，我知道一切都会好起来的。这是一个教训、一次经历，我会平安渡过的。在这件事情里，总有些东西是为了促成我的至善而来的，一切都很好。好好呼吸，会没事的。"我会尽量让自己冷静下来，理性地思考发生的事，当然，最后我确实解决了所有事情。或许这个过程需要一些时间，但有时候原本看似大灾难的事件，到了最后居然反转成相当不错的局面，或至少不再是一开始看起来的那么糟糕。每个事件都是一次学习的机会。

我有纯粹的灵魂

我追随内在的星辰与亮光，
用自己独特的方式绽放光芒。

我是非常宝贵的存在，拥有美丽的灵魂，
还有一副身体与一个人格，
但我的灵魂才是核心。

我的灵魂是我永恒存在的一部分，
它始终存在，永远都会存在。
我的灵魂有过许多人格，以后还会有更多。
我的灵魂不可能被伤害或被摧毁，
它只能通过人生经历来添光增彩。

生命还有很多我无法理解之处，
我永远不会知道所有答案。
但我越是允许自己去理解生命的运作方式，
就有越多的力量与能量提供给我。

今天，我要守护好我的内在小孩

守护你的内在小孩，这个孩子吓坏了，
他是个受到伤害、不知所措的孩子。
待在孩子身边，拥抱他、爱护他，
尽你所能地满足孩子的需求。

一定要让你的孩子知道，无论发生什么事，
你都会在他身旁守护。
你永远不会背弃或抛下孩子不管。
你会永远爱这个孩子。

我欣然放下所有对爱自己的抗拒

　　有人问露易丝，镜子练习常见的错误是什么。露易丝说："最大的错误就是不做练习。有太多的人连试都不愿试，就断定镜子练习不管用。"她还说，至于那些开始练习的人，也常常因为自我批判而被吓得中断练习。"你看到的缺陷，并不是你存在的真相。"露易丝解释道，"你如果心存批判，就会看到自己的缺陷。而当你去爱时，就会看到自己的本质。"

　　接着，她被问及镜子练习有哪些常见的障碍。露易丝回答："纸上谈兵不能让镜子练习发挥作用，只有实际练习才有效果。"换句话说，镜子练习的关键就是你不仅要练习，而且要持之以恒。还有人问露易丝，时至今日，她是否还有很难注视镜子的时候。她回答："有的，但我还是会坚决地待在镜子面前，直到感觉好一点。"在她觉得心情回到了爱的空间之前，她不会走出家门。毕竟，世界会像镜子一样映照出我们对自己的感觉。

我用爱来原谅自己

当我褪下批评、恐惧、愧疚、怨恨及羞耻的
沉重外套，解脱感就出现了，
我好爱那样的感觉。
于是，我可以原谅自己和别人，我们都自由了。
我愿意抛弃老旧课题的"包袱"，拒绝再活在过去。
我原谅自己背负了这么久的陈年重担，
我原谅自己曾经不懂得爱自己和爱别人。

　　我们都要为自己的行为负责，我们给出去什么，生命
就会回馈我们什么。因此，我没有必要惩罚任何人。我们
都受到意识法则的支配。我会自己清理心智中那些不宽容
的部分，并允许爱进来。然后，我就痊愈了、完整了。

我越懂得感恩，
值得感恩的事物就越多

感恩会吸引来更多值得感恩的事物，它会提升你生活的丰饶程度。不懂得感恩、爱抱怨，不会带来任何值得欢喜的好事。抱怨者总觉得人生没有半点好事，也不懂得享受自己已经拥有的东西。

我们自认为应该得到什么，宇宙就会给我们什么。许多人从小被灌输的观念是资源有限，因此他们只关注自己的匮乏，眼中看到的都是自己缺少什么，并质疑生命为何如此空虚。如果我们相信"我一无所有，除非拥有一切，否则我不会快乐"，便会耽误了我们自己的人生。当宇宙听到"我一无所有，我不快乐"，它就会继续给你这样的处境。

直到现在，只要我收到赞美和礼物，我都会欣然说道："我好高兴、好开心、好感恩，那我就收下了。"我已经知道宇宙喜欢这种表达方式，因此我经常会收到最好的礼物。

冥想时，我的身心平衡了

　　冥想时，我通常会闭上眼睛、深呼吸，并问道："我需要知道什么？"然后坐着倾听。我也可能会问："我需要学习什么？"或是"这件事情要给我的功课是什么？"有时候，我们以为自己应该摆平生活中的所有事情，但事实上，我们可能只需要从每种情况中领悟某个道理。

　　我刚开始冥想时，最初的三周头痛得很厉害。因为对我来说，冥想是如此陌生，它严重地抵触了我一贯的内设程序。尽管如此，我还是坚持下来了，而且头痛也不再犯了。

　　如果你冥想的时候会一直涌出负面的心念，就表示那些东西有必要释放出来，当你安静下来，那些东西就浮上台面了。只要看着自己释放的那些负面的心念就好，不要抵抗。允许它持续流出，该流多久就流多久。

　　如果你在冥想时睡着了，没关系。允许身体做它需要做的事，有朝一日，身体自然会平衡过来。

我准许自己过得越来越好

　　宇宙的供给无穷无尽，你要开始意识到这一点。在万里无云的夜晚，花点时间数一数天上的星星，或是抓把沙土数一数有几粒沙子，或是去算一下树枝上有几片叶子、窗户的玻璃上有多少雨滴、一个西红柿里有多少粒籽。每一粒西红柿籽都可以长成整株的西红柿藤，结出无限多个西红柿。

　　对你现在所拥有的心存感恩，你会发现自己拥有的越来越多。我喜欢用爱祝福目前生活中的所有事物：我家的暖气、水、灯、电话、家具、抽水马桶、水管、电器，还有衣服、交通工具，以及我拥有的金钱、工作、朋友；同时也用爱祝福我有能力去看、去感觉、去品尝、去触碰、去行走、去享受这个不可思议的世界。只有匮乏及自我设限的信念才会限制我们。问问自己：是什么信念在限制你呢？

我愿意成为一个更好的接受者

　　乐于接受是最好的心理治疗。如果你决定要认真看待"接受"，也愿意每天练习，你会发现敞开心扉来接受，有助于消除所有抗拒爱的障碍。声明我愿意成为一个更好的接受者，就能活化你内在的力量，用来疗愈你被灌输的无价值感、失调的孤立状态、不健康的自我牺牲、财务上的不安全感，以及各种类型的匮乏。

　　乐于接受，可以帮助你了解自己的真正价值，让你活得轻松、自在、欢喜。

　　我鼓励你开始一种简单的灵性练习——写接受日记。连续 7 天，每天花 15 分钟来培养你对接受的意愿。在你的接受日记里，写出这个问题——现在生命爱我的一种方式是什么？再写出 10 个最直接的不同答案，不要修饰你的回答，让答案自然浮现出来。

我用今天做的所有事情
表达我的爱

我与生命同在，所有生命都爱我、支持我。

因此，我要声明这是最有创意的自我表达。

我非常满意自己的工作环境，

我被爱、被赏识，也被尊重。

我不是我的父母，

不会复制他们的工作经历及模式。

我是独一无二的，

而我选择比金钱更能让我满足的工作。

现在，工作对我来说是一种享受。

这是我存在的真相，我接受这就是事实。

在我的工作中，一切安好。

我超越自己的癖好，
让自己自由

◆ 关于癖好及成瘾的肯定语 ◆

我把内在的所有抗拒模式，

都视为必须要释放的东西。

生命爱我、滋养我、支持我。

我尽力做到最好，一天比一天变得更轻松。

我愿意释放对癖好或成瘾的需求。

我超越自己的癖好，让自己自由。

我认同自己，也肯定自己正在改变。

我比自己的癖好更有力量。

我现在发现自己有多优秀，

我选择爱自己、自得其乐。

对我来说，活着是安全的。

我顺从着生命的变化

在我无限生命的这一世中，
一切都完美、圆满且完整。
我把内在的所有抗拒模式，
都视为必须要释放的东西。
它们对我无可奈何。

在我的世界里，我大权在握。
我竭尽所能地顺从生命的变化。
我认同自己，也肯定正在经历的变化。
我尽力做到最好，一天比一天变得更轻松。
我很高兴，能够顺从不断变化的
生命节奏与流动。

今天是美好的一天，我选择让它成真。
在我的世界里，一切安好。

我爱自己，疗愈了自己的人生

　　一天下午，露易丝和罗伯特·霍尔登决定去巴尔波亚公园（Balboa Park）散步。两人朝着日本友谊花园（Japanese Friendship Garden）走，罗伯特向露易丝问起不久前的海氏夜游联欢会。海氏夜游是露易丝的艾滋病友支持团体，才在洛杉矶的威尔夏·埃贝尔剧场（Wilshire Ebell Theatre）庆祝 30 周年纪念，当天挤满了从世界各地前来的旧雨新知。

　　突然间，两人听到有人大喊："海女士！海女士！"他们抬头一看，只见两名手挽着手的男士正在对他们招手，就站在日本友谊花园的入口旁。露易丝和罗伯特走近他们时，其中一名男士说："海女士，我是海氏夜游的伙伴！"露易丝和那位男士都流下了眼泪，两人抱在一起，久久没有松手。罗伯特帮他们拍了许多照片，露易丝看起来很高兴。这名男士在 1988 年参与了海氏夜游，当时的他已经不想活了。

　　"你疗愈了我的人生。"他说。

　　"不对，是你疗愈了自己的人生。"露易丝对他说。

Trust Life

当我直探内心，
就找到了我需要的安慰和智慧

　　我每天至少一次会静静坐着，直探内心，和始终都在那里的智慧与知识联结。这种智慧与知识，只要在呼吸间我就能触及。凡是我想问的问题，答案都在那里等着我。

　　对我来说，冥想是欢喜的。我静静坐着，做几个深呼吸，然后进入内在的宁静空间。当我回到当下这一刻，就像充好电一样焕然一新，准备好重新投入生活。每一天对我来说，都是一次快乐的新冒险，因为我选择倾听内在的智慧。内在的智慧总是任我取用，它源自隐藏在时间、空间及变幻的宇宙背后的本质。冥想时，我会联结内心深处那个永恒不变的部分。

在冥想的空间里，
我是能量，我是光，
我是已经到来的答案。
我是永恒的存在，就在这里。

每天的生活都在创造爱的体验

　　很多人曾经在童年时受到虐待，因而在成长过程中对人生抱持着消极的看法（我也曾是个受虐儿童）。我们经常会对"自我感觉良好"有所畏惧，因为这是一种完全陌生的体验。我知道总是挨揍、受虐待的人，心中难免充满了愤怒和怨恨。他们常常觉得自己没有自尊，觉得自己不够好。因此，在人生中，他们往往会莫名地做出某些事情，却对源头一无所知或是所知甚少。

　　该是你放过自己的时候了，抬头看看，宇宙的大智慧都原谅你了；现在，轮到你原谅自己了。你可以选择停止惩罚自己，或者选择继续相信自己被环境迫害。

　　现在就开始练习以下肯定语：我放下了过往的负面事件；我值得拥有心灵的平静与健康的人际关系；我每天都在生活中创造充满爱的体验。每当你感到痛苦或愧疚不安时，就对自己说："我放下了。"再接着说："此时此刻我正在疗愈自己。"

我需要的一切，生命都会给我

今天你要学习如何化解恐惧，并相信生命正在照顾你。

1. 你现在最大的恐惧是什么？把答案写在便利贴上，然后贴在镜子左侧。正视这个恐惧，告诉它："我知道你想保护我。我感激你想要帮助我的心意，谢谢你。现在，我让你走、释放你，而我是安全的。"然后，把便利贴撕碎丢进垃圾桶或马桶中冲掉。

2. 再次望着镜子中的自己，重复以下肯定语："我跟创造我的力量是一体的，我是安全的。在我的世界里，一切安好。"

3. 我们会在害怕的时候屏住呼吸。如果你觉得受到威胁或恐惧，就有意识地专注于呼吸。做几次深呼吸，呼吸会打开你的内在空间，这个空间就是你的力量。呼吸会让你挺起脊椎，打开你的胸腔，让你柔软的心有扩展的空间。

4. 一边做一边重复这些肯定语："我爱你，（名字）。我真的爱你。我信任生命，知道需要的一切，生命都会给我。我没什么好怕的，我是安全的。一切安好。"

在我存在的核心深处，
有一口无限的爱之井

我向爱敞开心扉。

对我来说，表达爱是安全的。

爱自己是安全的、可靠的。

终其一生，我都会有最完美的伴侣。

我把心打开，接受充满爱的美好关系。

在我存在的核心深处，有一口无限的爱之井。

我来这里是为了明白爱是唯一的。

我与生命的关系很和谐。

我很高兴可以把爱分享出去。

我在生活中，为爱创造出许多空间。

我是世界之光

　　直探你内心深处，会看到一个如针头大小的璀璨光点，颜色是如此美丽。那是你的爱与疗愈能量的核心。看那细小的光点开始跳动，一边跳动，一边扩大，逐渐填满你的心。

　　看着这光点在你体内穿梭移动，来到你的头顶、指尖及脚趾。你与这美丽的光、你的爱及你的疗愈能量一起大放光明，让整个身体与这道光一起振动。请对自己说以下肯定语："随着每一次呼吸，我越来越健康。"

　　接着，让这道光从你身上照射向四面八方，于是你的疗愈能量就触及了每一位需要的人。从这个世界上，挑一个你愿意协助疗愈的地点。也许远在天边，也许近在转角处。将你的爱、光及疗愈能量集中灌注到那里，看着那里恢复平衡与和谐，从而变得圆满且完整。我们所付出的，将会成倍地回报给我们。传递出你的爱，事实正是如此。

我拥有的爱越多，付出的爱就越多

在我无限生命的这一世中，

一切都完美、圆满且完整。

我跟认识的每个人都和谐而平衡地相处。

在我生命的核心深处，有一口无限的爱之井。

我现在允许爱浮出水面，让它注满我的心、

我的身体、我的心智、我的意识、我的存在，

并从我身上照射到四面八方，再成倍地回到我身上。

我拥有的爱越多，付出的爱就越多。供给是源源不断的。

付出爱让我感觉良好，这是内心喜悦的一种表现。

我爱自己。因此，我爱惜地照顾身体。

我充满爱地用有营养的食物来喂养身体，

用爱来打理、装扮身体，

而身体也以健康与充沛的精力，深情地回应我。

我爱自己。因此，我给了自己一个舒适的家，

一个满足我全部需求，待在里面就很愉快的家。

我用爱填满每个房间，每个进入家里的人，包括我自己，

都会感受到爱，并得到爱的滋养。

我受到宇宙的眷顾

我爱自己。因此，我做自己真正喜欢的工作，
发挥自己的创造性才华与能力，
与我爱的人和爱我的人一起工作，并得到丰厚的收入。
我爱自己。因此，我的想法与行为全以爱为基础，
因为我明白付出的，将会成倍地回到我身上。
在我的世界里，只会吸引有爱的人，
因为他们是我的一面镜子。

我爱自己。
因此，我原谅并全面释放过去的经历，还自己自由。
我爱自己。因此，我完全活在当下，
体验每一个美好的时刻，
知道我的未来是光明的、喜悦的、安稳的，
因为我是宇宙钟爱的孩子，
而宇宙慈爱地照顾着我，从现在到永远。
在我的世界里，一切安好。

爱自己，让我展现最好的一面

　　如果你一向是个批判性强的人，只会用负面的眼光来看待生活，你需要一段时间才能改变自己，变得包容、有爱心。当你学着放下批评，就会慢慢对自己有耐心，批评只是一种习惯，不是你的真实本质。

　　如果人生路上都不曾遭受过批评，你能想象那该有多美好吗？我们会觉得非常自在放松，非常舒适。每个清晨都将是美好而崭新一天的开始，因为每个人都爱你、接纳你，没人会挑剔你、贬低你。你可以给自己这样的幸福，而做法就是：你要更能包容让你变得独一无二的那些特质。

　　与自己一起生活的经历，可以成为你能想到的最美妙体验。你可以在清晨醒来时，因为又要跟自己共度一天而雀跃不已。当你爱那个真实的自己时，就会自然而然地展现出最好的自己。

我对无限可能的人生说 yes

　　露易丝以"全部的可能性"（totality of possibilities）来描述无条件自我（Unconditioned Self）的意识。"这个用语是我从艾瑞克·佩斯（Eric Pace）那里听来的，他是我早期的一位老师。"露易丝说。"我在纽约认识了艾瑞克，那时候我大约 45 岁。因为刚离婚，觉得没有人会爱我，连生命也不爱我。当时艾瑞克告诉我，改变想法就能改变人生。每当你放下一个限制，如一个批判、一个论断、一种恐惧或一个怀疑，就能敞开自己，迎向全部的可能性；而全部的可能性就存在于本心（original mind）的无限智慧里。"

　　那么，要如何才能体验自己的本心呢？可以做做以下的美丽探索。做法是完成以下的句子：要是我少批判自己一点，会在我身上发生的好事是……。给出 5 句不同的回答，不要修饰，也不要妄加评判你的答案。允许你的本心对你说话，让自己沉浸在所有的可能性中。敞开自己，让真正那个你的本质来启发并指引你。

Trust Life

拿回主导权，掌控自己的思维

　　大多数人都养成了在心里不断抱怨的习惯。每次我们一抱怨，就是一种认可，而且是非常负面的认可。我们越爱发牢骚，越会发现有更多可抱怨的事。

　　我们关注什么，生命就会给我们什么。总是想着生命哪里出了错，出错的机会只会越来越多。出错越多，日子就会过得越悲惨。这是一个永无止境的恶性循环，最后就成了被生活迫害的受害者。

　　这样的我们，会觉得自己被困在牢笼里，到了这个时候，就有必要拿回主导权，掌控自己的思维。

我有权享受赚钱的乐趣

　　你有权享受赚钱的乐趣。你对生命的责任，是投入到能让你乐在其中的活动。当你找到能够让你乐在其中的事情时，生命就会为你指明通往成功、富足的道路。而且这样的工作，几乎都很好玩，充满了乐趣。

　　内在的指引从来不会跟我们说"应该"怎样。生活的目的就是玩，把工作当成娱乐时，工作就会变得妙趣横生，收获满满。记住，你想打造什么样的职业生涯，都是你说了算。拟订一些能够实现目标的肯定语，然后重复这些肯定语。你可以拥有自己向往的职业生涯。

我用爱祝福家人

◆ 超越家族模式的肯定语 ◆

我用爱祝福家人。
我允许别人做自己，
我为自己做决定。

我所有的人际关系，都被爱包围着。
我有能力改变。
我释放出所有的陈年伤痛，原谅自己。
我打破老旧的家族限制，
觉知到神圣的和谐。

我所有的人际关系都是和谐的。
我同情父母的童年，释放出所有批判。

我欢喜地让内在小孩
安全地待在生命核心

　　你是个受欢迎的孩子吗？你的父母是真心迎接你出生的吗？他们满意你的性别吗？或是想要另一种性别的孩子？你觉得自己是父母想要的孩子吗？有人庆祝你来到这个世界吗？

　　无论你的答案为何，现在都要欢喜地迎接你的内在小孩，为他的到来庆祝。把你会对一个喜迎新生的小宝宝说的好话，统统告诉他。

　　小时候，你一直希望父母跟你说什么话？你很想听到、但父母从来不说的话是什么？那么，现在就对你的内在小孩说出那些话。每天都看着镜中的自己，对你的内在小孩说那些话，连续一个月，看看会发生什么。

让所有的愤怒与怨恨离开我

　　怨恨是长期埋藏的愤怒。怨恨的主要问题在于，它会停驻在身体里久久不移动，假以时日就会沸腾到侵蚀身体，往往会演变成肿瘤和癌症。因此，压抑愤怒，让怒气停留在身体里，非常不利于健康，是时候让这些情绪离开了。

　　大部分人所接受的家庭教育，通常是不允许我们发脾气。大人会教导孩子说生气就不是乖孩子，尤其是对小女孩。生气在家里是不被允许的行为，如果家里只能有一个人可以发脾气，那个人通常是家长。因此，我们从小就学会了忍气吞声，咽下自己的愤怒，不表现出来。

　　现在，我们要意识到，抱住怒气不放的人是我们自己，没有人可以逼迫我们紧抱着怒气不放。尝试着合理表达、安全释放愤怒，清空负面情绪，回归平静。

我与哀伤和平共处

　　哀伤过程至少有一年时间，我会给自己时间和空间，好好度过这个自然、正常的生命过程。我会温柔地对待自己，允许自己经历哀伤。一年后，哀伤开始消散。我现在已经觉知到，我从未失去过任何人，因为我从来不曾拥有过任何人。眨眼间，我就会再次联结上那个灵魂。

现在我可以感觉到爱包围着我，
不论他们在哪里，我都用爱包围着他们。
每个人终有一死，
植物、动物、河流，甚至是星辰，
也都有生有死，我也一样。
一切都按照完美的时空序列发生。

每一次宽恕，
都是爱自己的表现

我与生命同在，所有生命都爱我、支持我。
因此，我要求自己拥有充满爱的开阔胸襟。

任何时候，我们都会努力做到最好，我也一样。
过去的，已经过去了。
我既不是我的父母，也不是他们的怨恨模式。
我是独一无二的，我选择敞开心胸，
允许爱、同情及理解冲掉过往的伤痛回忆。

我自由自在地做我能做的一切。
这是我存在的真相，而我接受这就是事实。
在我的生命里，一切安好。

我住在充满爱与接纳的世界里

　　这个世界有如此多的爱，我们心里也充满着爱，但我们有时候会忘了这个事实。有时候，我们以为爱不够多，因此我们不是囤积已经拥有的，就是害怕放手。我们不敢让爱流出去。然而，有心学习的人就能意识到，我们越是允许爱从自己身上流出去，内心的爱就会越多……而我们收到的爱也会越多。爱是无穷无尽的，爱是超越时间、永恒存在的。

　　　　爱确实是天地间最强大的疗愈力量。
　　　　没有爱，我们根本无法生存。

　　如果小宝宝没有得到爱与疼惜，就会失去生气甚至死亡。大多数人都以为没有爱也能活下去，其实不然。爱自己，才是疗愈我们的力量。因此，我们每一天都要尽可能地去爱。

各种各样的富足开始降临在我身上

对金钱问题的恐惧，来自我们孩提时代的早期设定。

在我主持的一个研讨会上，有个女士说她富有的父亲总是担心哪一天会破产，还把他害怕财富会被夺走的恐惧传递给了下一代。从小到大，她一直很害怕得不到好的照顾，也恐惧有一天无法再自在地花钱，这都是因为她父亲利用罪恶感来操控他们一家人。她这辈子生活很富裕，而她要做的就是放下无法照顾好自己的忧虑。即使她没有那些钱，同样可以照顾好自己。

很多人都在懵懂时期继承了这些似是而非的信念，但我们必须打破父母的局限及恐惧。我们必须停止复制父母的信念在我们身上重演，并开始肯定我们可以拥有金钱与财富。如果我们能够相信内在的力量，无论任何情况下都会照顾好我们，就可以用更轻松的心态度过拮据时期，明白未来的日子会越过越好。

我要停止为钱发愁

　　我们务必要停止为钱发愁，不要再讨厌账单。很多人把账单当作唯恐避之不及的惩罚；但是，我们要反过来想：账单是对我们偿付能力的认可。债权人认为你有充足的财力，于是预先为你提供服务或产品。

　　我用爱祝福每一张寄到家里的账单。我每次开好一张支票，都要用爱祝福后，再印上一个小小的吻。

<blockquote>
如果你付钱时心怀怨恨，

钱就很难再回到你手上。

如果能以爱与喜悦的心情来付钱，

你就打开了让富足自由流动的管道。
</blockquote>

　　把你的钱当成朋友，而不是把它揉成一团，塞进口袋里。

我是自己的完美伙伴

　　此时此刻，你就和完美的伙伴在一起——也就是你自己。在你来到这个世界之前，你就选择了这一世的身份。现在你可以跟自己共度这一生了，你应该为这样的关系感到高兴，并让它成为你能拥有的最美好、最有爱的关系。

爱自己，爱你主动选择的这个身体，

因为它将会陪伴你一生一世。

如果你想要改变自己的性格，

那就改吧，但记得要带着爱与欢喜，

开怀、大声地笑。

　　这是你灵魂进化的一部分，我相信也是最令人振奋的时刻。每天早晨，当我醒来时都会感谢我有幸生活在这里，并经历这一切。我相信我的未来会很美好。

我欢迎奇迹进入我的生命

请进入我的生命花园，
种下美丽又营养的新想法及新观点。

生命爱你，希望给你最好的一切。
生命希望你心境平和，
内心充满喜悦、自信、自我价值感及对自己的爱。
你随时都能自在地与人相处，过着良好的生活。
这些都是你应得的。

所以，让我在你的新花园种下这些想法。
你可以灌溉它们，看它们开出美丽的花，
然后结出丰硕的果实，
它们会反过来，滋养你的整个生命。

我用爱祝福我的愤怒

　　不久前，我的肩膀连痛了两天。我试着忽略它，但疼痛不肯消失。最后，我坐下来问自己："发生了什么事？我感觉到了什么？"

　　我察觉到：它就像火在烧，一直在燃烧……所以应该是怒火。那么，你为什么生气呢？

　　我想不出来自己为了什么生气，所以我说："好吧，让我们看看能否找到答案。"我在床上摆了两个大枕头，使劲地捶打。

　　揍了枕头差不多 12 下之后，我才明白自己究竟在气什么。它是如此清楚。所以，我更使劲地捶打枕头，大吼大叫，把身体内的情绪全部发泄出去。结束后，我觉得舒畅了许多，第二天我的肩膀就没事了。

我允许自己表达愤怒

抑郁是朝内而来的愤怒，也是你觉得自己没权利拥有而对自己发的脾气。比方说，你可能很气自己的父母、配偶、老板或好友，却又觉得不应该生他们的气。但偏偏怒火硬是冒出来了，于是你进退两难，愤怒就变成了抑郁。

如今有太多人饱受抑郁之苦，甚至是长期的慢性抑郁。等我们感觉到了抑郁时，想要摆脱这种低落的情绪就不容易了。这种感觉如此无望、了无生趣，做什么事都觉得很费力、提不起劲。

不管你的灵性有多高，你还是得洗碗盘。你不能把脏的碗盘堆在洗水槽里，然后甩手说："噢，我超脱于物外。"你的感觉和情绪也一样，如果你想拥有自由流动的心，就得清理内在心灵的脏碗盘。上上策就是准许自己适度地表达愤怒，情绪有了出口，就不用老是那么郁闷、沮丧了。

让美好的新体验，
现在就进入我的生命

过去奈何不了我，因为我愿意精进并改变自己。我已经看清，过去是让我走到今天的必经之路。我愿意从现在开始打扫我的心灵之屋，我知道，从哪里开始动手并不重要，所以我现在要从最小间、最容易打扫的那个房间开始清理，如此才能最快看到成果。

我把过去的伤痛与自以为是的不宽容，
都挡在心门之外。
我想象眼前有一条小溪，
而我把陈年的伤痛经历全放进溪水中。

我看着那些陈年伤痛开始在溪水中溶解，然后顺流而下，直到消失不见。我有能力放手，现在的我可以自由地展开全新的创造了。

我用爱来改变自己的想法

　　对所有的人来说，要做到宽恕都不容易。我们长年累月地建造了束缚自己的种种障碍。请牵起我的手，让我们一起练习原谅自己。

1. 播放能让你心情平静的音乐，拿起你的笔及日记本，然后发散一下你的思绪。

2. 让思绪飘回到过去，想想那些曾经让你对自己很生气的事，并把它们写下来。或许你会发现，你因童年所受到的屈辱，始终没有原谅自己。你扛着重担的时间，真的太久了。

3. 现在看着这份列表，为列表上的每一件事都写一则肯定语。如果你写的是：我永远都不会原谅自己……（事件缘由），你的肯定语可以是：这是崭新的一刻，我可以自由地放下。我们经常要求自己要完美，对自己比对别人更严苛，是时候超越这个陈年心态了。原谅自己，都放下吧！允许自己随心所欲，自由自在。

4. 现在，放下日记本，走到户外——去海滩、公园或者去一块空地跑一跑。不是慢跑，而是迈大步放开跑，还可以即兴来个后空翻。沿着街道蹦蹦跳跳，边跳边笑。带着你的内在小孩出门去玩，就算别人撞见了又怎样？这是为了庆祝你重拾自由呢！

生命充满了爱与喜乐

　　有些信念如果能天天想、天天说，你的人生将会大有起色，比如以下这些：

我始终都是安全的。

所有我需要知道的，都会揭露给我。

我需要的一切，都会在完美的时空序列中出现。

生命充满了爱及喜乐。

无论我到哪里，都有可能会成功、顺利。

我愿意改变自己，让自己成长。

在我的世界里，一切安好。

善待自己，好事才会不断发生

　　务必学会善待我们的心智。不要因为有负面想法，就讨厌自己。不妨把所有好的、坏的念头都当成是在建构我们，而不是在打击我们。遇到坏事，不要责怪自己，我们可以从这些经历中去学习。善待自己，意味着我们要停止对自己的所有责怪、内疚、惩罚及痛苦。

　　放松也对我们有帮助。放松对于汲取内在力量是绝对必要的关键条件，如果神经紧绷又畏怯不安，你的能量就会关闭。每天只要抽出几分钟，让身体与心智放松下来。不论在什么时候，都可以做几次深呼吸，闭上眼睛释放出身上的紧绷感。吐气时，集中意念，默默地对自己说："我爱你，一切安好。"你会发现自己平静多了。你正在建构的信息告诉你，你不必随时绷紧神经，也不用畏怯不安地生活。

我值得被爱

你不需要去争取爱，
就如同你不需要去争取呼吸的权利一样。
你有呼吸的权利，因为你的存在。
你有被爱的权利，因为你的存在。
这是你唯一要明白的事。

你值得拥有自己的爱。
不要因为社会、父母或朋友的看法，
而认为自己不够好。
你存在的真相，就是你是招人喜欢的。
接受这一点，并明白事实是如此。
当你真的这么认为时，
会发现别人把你当成一个可爱的人来对待。

让自己及生命中的每个人
都从过往的伤痛中解脱

◆ 克服受虐经验的肯定语 ◆

我放下过去，
让时间疗愈我生命的每一个领域。
我原谅别人，也原谅自己，
现在开始，我允许内在小孩茁壮成长，
并让孩子知道自己被深深爱着。

我值得拥有自己的界线并得到尊重。
我是个有价值的人，始终都受到尊重。
我不需要怪罪任何人，包括我自己。
我值得最棒的人生，我现在接受最棒的事物。

我要让自己和生命中的每个人，
都从过往的伤痛中解脱。
我现在选择消除所有的负面想法，
只看见自己的精彩。

宽恕让我感到自由而轻盈

在我无限生命的这一世中，
一切都完美、圆满且完整。
变化是生命的自然法则，
我欢迎变化，也愿意改变。

我选择改变自己的想法，
选择改变自己的措辞。
我轻松而喜悦地以旧换新。
宽恕比我想象中的更容易，
让我感到自由而轻盈。

我很高兴学会了越来越爱自己。
我放下的怨恨越多，可以表达的爱就越多。
改变想法让我感觉良好。
我在学习如何选择，
让今天成为愉快的体验。
在我的世界里，一切安好。

我抱持爱的想法，
创造我爱的人生

"我不会改变任何人的人生。"露易丝说。"只有你才能改变自己的人生。"

"那你都怎么做？"罗伯特·霍尔登问道。

"我告诉大家，心智有非常强大的创造力，一旦改变自己的思维模式，心智就会改变你的人生。"

"所以你教大家如何思考。"罗伯特说。

"除非有人能告诉你，外在经历和内在想法之间的关联，否则你都会觉得自己是生命的受害者。"她说。

"他们会觉得全世界都在跟他们唱反调。"罗伯特说。

"但世界不会跟我们作对。"露易丝说。"事实上，我们都是招人喜欢的，而且生命爱我们。"

"这样的觉知，能让我们不设防地迎接所有可能性。"罗伯特说道。

"全部的可能性，一直在这里等着我们。"露易丝说。

爱始终能化解痛苦

高我指点我如何过一个没有痛苦的人生。
我学会把痛苦当成闹钟，一旦闹钟响起，
就会唤醒我觉知到内在的智慧。
如果感觉到哪里疼痛，我会立刻做心灵工作。
我常常用感受来代替痛苦，我的身体有许多"感受"。
稍微调整一下用语，能帮我把心思集中在疗愈上。

这样一来，疗愈速度就会快许多。
我知道当我稍微改变想法，
身体也会朝着相同的方向改变。
我爱自己的身体，也爱自己的心智，
并且感谢身体与心智如此紧密相连。

生命以各种可能的方式支持我

　　过度依赖身外之物就是成瘾。我可能会对酒精、性爱及烟草成瘾，也可能对责怪别人、生病、欠债、成为受害者或被排挤成瘾。但我能够超越这些。成瘾就是把自己的力量交给某种物质或某个习惯，但我随时都能重新拿回自己的力量。现在就是我拿回自己力量的一刻。

我选择培养正面的习惯，
明白生命一直都跟我站在一起。
我愿意原谅自己，然后继续向前走。
我拥有一个始终与我同在的永恒灵魂，
现在它就在我身边。
我放松下来并选择放手，
在我释放出旧习惯并练习正面的新习惯时，
我会记得要呼吸。

我珍惜我的冥想时间

　　有些人以为冥想时，脑袋必须停止思考。事实上，我们真的无法停止思考，但可以放慢思考的速度，让想法流动。有的人会准备好纸笔，坐下来写出他们的负面想法，这么做似乎能让那些想法更容易消散。

　　如果我们能够进入一种状态，看着念头起起落落：那是一个恐惧的念头，还带着少许的愤怒，现在有一个爱的念头，刚冒出来的是想着灾难的念头，还有自暴自弃的念头、快乐的念头……并且不把这些念头当一回事，就可以开始明智地运用我们的巨大力量。

　　你可以在任何地方冥想，并养成冥想的习惯。冥想可以想象成把注意力全部放在高我上，跟你的内在自我及内在智慧连上线。你还能选择自己喜欢的任何形式来冥想，有些人甚至在慢跑或散步时会进入类似冥想的状态。同样的，不要因为你的做法与众不同，就认为自己是错的。就我来说，我在花园里跪着翻土时就很爱冥想，觉得那是很棒的体验。

我主动选择自己的想法，
并以此改变人生

我们是光，是灵魂，

是富有能力的美好存在。

我们创造了自己的实相，

是时候承认这个事实了。

我们用心智打造自己的实相，

想要改变实相，就要改变自己的心智。

做法就是，所想的及所说的

都要选择正面的新模式。

很久以前，我就知道如果改变想法，就能够改变人生。改变我们的思维方式，其实就是打破我们的限制。一旦打破限制，就能开始察觉到围绕着我们的无限生命。于是，我们开始意识到自己已经是完美的、圆满的、完整的，而且每一天都会活得更轻松自在。

时时刻刻，
我都能得到神圣力量的指引及保护

◆ 灵性幸福感的肯定语 ◆

创造这个世界的力量让我的心脏跳动。
我有强大的灵性联结。
生命始终支持着我。

我觉得自己与全部的生命是一体的。
我信任生命会一直与我同在。

我有特别的守护天使，
时时刻刻都受到神圣力量的指引与保护。
我一直在灵性道路上前进，与内在的智慧连线。

我是完美的

　　我相信，在我们出生之前就已经选择好我们的国家、肤色、性别和性取向，以及与我们这一世任务相匹配的父母，而且生生世世都如此。

　　我似乎每一世都会选择不同的性别及性取向，有时我是男性，有时是女性；有时是异性恋，有时是同性恋。每一种性别与性取向都有各自的圆满、缺陷及挑战。有时候，我所处的社会认同我的性别及性取向，有时则不然。但我始终是我——完美、圆满且完整。

　　我的灵魂没有性别及性取向之分，只有人格才有这些区别。我爱自己身体的每一个部位，也珍惜自己身体的每一个部位，包括生殖器官。

爱无所不在，
我付出爱也会得到爱

　　宇宙从来不会评判或论断我们。它只是全盘接受了我们对自我的价值，再将我们的信念投射在我们的生活中。如果我相信人生是孤独的、不会有人爱我，那么就会在我的世界里看到同样的情况。

　　然而，如果我愿意释放出这种信念，认可爱无所不在，我付出爱也会得到爱，坚守并反复对自己说这则新的肯定语，那么它就会在我的世界里成真。

现在，满怀着爱的人会进入我的生命，
原本在我生命中的那些人会变得更爱我，
而我也发现自己更容易向别人表达爱。

爱是我的老师

我认为无条件的爱，是我们来到这里的目的，而起点就是接纳自己和爱自己。

你来到这里，不是为了取悦别人，
也不是为了按照别人的方式生活。
你只能以自己的方式过日子，
走自己的路。你是来实现自我的，
也是为了表达最深层次的爱而来。
你来这里学习、成长、吸收及理解，
并把慈悲投射出去。

当你离开这个世界时，
你带不走你的情感、
你的车子、你的银行存款以及你的工作。
你唯一能带走的，
是付出爱的能力！

每段关系都是一面镜子

人际关系是我们的镜子。
被我们吸引到身边的人，
反映的是我们对人际关系的信念，
或是我们自己的人格特质。

我们不喜欢对方的地方，反映的正是我们自己的行为，或是我们的信念。这是因为，如果对方的特质在某种程度上跟我们自己的生活不可以互补的话，我们就不可能吸引来这样的人。

当朋友之间的关系变得紧张时，我们可以从童年接收到的负面信息来寻找原因。比如说，当我们有一位令人失望的不可靠的朋友时，我们就需要向内探问：看看自己是否哪里不可靠，或是在什么时候令人失望了。然后，我们就要打扫心灵之屋，清除那些负面的信息，学会接纳自己，这样才能够接纳别人。

我的每个体验，
对我的成长都是最好的

没人想要疼痛、受苦，但如果你体验到了这种不适，可以从中学到什么？你会疼痛、受苦是因为什么？它想要告诉你什么？以下是适合上述问题的肯定语：我爱我的身体；我会满足身体每个层面的需求，让身体恢复到最佳的健康状态。

1. 当你感到疼痛或不适时，花点时间先安静下来。信任你的高我，它会让你知道，你在生活中需要改变什么，才能摆脱这种疼痛。

2. 想象有一个完美的自然环境，周围开满了你喜欢的花，感受和煦、甜美的风徐徐吹过你的面庞。集中精力去放松身体的每一块肌肉。

3. 问自己这些问题：我为什么会有这个病痛？我需要知道什么？在我的生活中有哪些方面需要改变？仔细思考这些问题，让答案自然浮现出来，并把答案写在日记本上。

4. 从步骤3得到的答案中挑出一个，写一份你可以在今天执行的行动计划。

我想创造一个
人人都能安心相爱的世界

我们可以为开创一个人人都能安心相爱的世界，而奉献一己之力。在这个世界，人们会爱我们并接受我们本来的样子。这是每个人的愿望，我们都希望被爱，也希望别人能够接纳真实的自己。人们只是单纯因为我们而爱我们、接受我们，不用等到我们长高、变聪明、变漂亮，或是变得更像堂兄妹或表兄妹的样子，甚至变得更像对面邻居时，才会爱我们或接受我们。

等我们长大后，愿望依然不变——希望被爱，也希望别人接受我们此时此刻的样子。然而，除非我们先这样对待自己，否则别人不会这样对待我们。

当我们可以爱自己，爱别人就会变得更容易。当我们能够爱自己，就不会伤害自己，也不会伤害别人。我们会放下一切成见，不再相信这个或那个群体不够好。当我们意识到所有人有多美好时，对于世界和平的认知就有了答案——一个我们可以安心相爱的世界。

富足是我的神圣权利

◆ 关于富足的肯定语 ◆

富足是我的神圣权利。
我不断提高自己对富足的明确觉知，
而这会反映在不断增加的收入上。

我的美善来自每个地方及每个人，
我值得拥有那些流经我生命的富足，并且欣然接受。

我现在对成功有了新的认知，
知道只要我下定决心就能成功。
我会为别人的成功而满心欢喜，
因为我知道成功的机会非常多，
每个人都可能得到。

我所有的需求及愿望，
在我开口请求之前，就已得到满足。
各式各样的富足都被我吸引而来。

今天我醒来，感恩我所看见的一切

　　培养一个能够让你感觉良好的起床仪式非常重要，也可以对自己说一些激励的话语。这样做，可以让新的一天有个好开始，并可能带来美好的一天。让我们来说以下肯定语：今天，我开启了美好的一天，迎向美好的新未来。

1. 当你早上睡醒、睁开眼睛的第一件事，就跟自己说这些肯定语："早安，床。谢谢你让我睡得这么舒服，我爱你。这是受到祝福的一天，一切安好。我有充分的时间，完成今天要处理的事情。"

2. 现在花几分钟时间放松一下，让这些肯定语在你的脑海中流动，感觉这些话语进入你的心，扩散到全身。准备好了就起床，走到卫生间的镜子前。深深凝视镜中的自己，镜子里有一位美丽、快乐、全身轻松的人也正在看着你，请你给镜中人一个微笑。

3. 在你看着镜中的自己时，请说出以下肯定语："（名字），早安，我爱你。我真的、真的很爱你。今天我们会遇到很棒的事情。"然后再跟自己说一些好话，例如，"你今天看起来好极了。你有最灿烂的笑容，祝你今天过得愉快。"

我关心并爱我的内在小孩

　　除非我们接纳并爱心中那个迷失的小孩，否则我们无法爱别人、接受别人。你那个迷失的内在孩子是几岁？ 3岁？ 4岁？ 5岁？他们通常不到5岁，因为我们一般会在5岁前，就会为了生存需求而开始压抑这个孩子。

　　　　牵起内在小孩的手，好好爱他。
　　　　为你和这个孩子打造美满的生活，
　　　　并对自己说："我发自真心，
　　　　愿意学习如何爱我的孩子。"

　　一旦你开口，宇宙就会回应你，让你找到疗愈你跟这个孩子的方法。如果想要疗愈，必须要有意愿去感受自己的感觉及情绪，慢慢纾解这些感觉及情绪，疗愈才会发生。记住，我们的高我随时待命，并支持我们的疗愈过程。

我轻松地穿越时间和空间

　　我始终都有执拗的一面。即使是现在，当我决定改变生活时，我的牛脾气也照样会发作，顽固地拒绝改变想法。一时之间，我可能会变得自以为是、愤怒或退缩。

　　没错，在我下了这么多年的功夫以后，我依然还有这一面。这是我的功课之一。尽管如此，再遇到这种情况时，我就知道自己已经触及意义重大的改变时机了。每次我决定改变生活、放下某些事物时，都会更加深入地探究自己来达成目标。

　　每一层旧皮都必须蜕尽，才能更新思维。有的旧皮两三下就蜕去了，有的则像是用一根羽毛去挑动一块大石头那样困难。当我说要改变，却反而更固执地抓住旧信念时，我就会越明白，对我来说这一定是需要放下的一个重要信念。只有等我参透了这些功课，才能够传授给别人。

Trust Life

我向内走，与更高的智慧联结

冥想可以绕过脑海里的喋喋不休，

进入较深的层次，

与内在的智慧联结。

我们值得每天花时间与内在的声音连线，倾听内在给我们的答案。否则仅仅靠我们自己，最多只能取用5% ~ 10% 的可用资源而已。

学习冥想的途径相当多元，坊间就有各种相关课程及书籍。然而，冥想也可以很简单：闭上双眼，静静坐一会儿。记住，冥想只是我们联结内在指引的一种方式。虽然我们在日常生活中，始终都与内在指引连线，但静静坐着倾听时，会让我们更容易有意识地接收信息。

Trust Life

在爱的国度里，
我只创造喜乐的经验

在我们的生活中，
不乏美好的人、地点、事物带给我们惊喜。
但我们必须明白，
这些"外物"并不能让我们快乐，
只有我们才能"让自己快乐"。

只有我们的想法，才能创造平静及喜乐。
永远不要把力量交给外部的人或源头。
让自己快乐，所有好事就会接踵而来。

我与创造宇宙的能量同在

　　宇宙有个"一"的无限能量，这种能量也始终与我同在。我没有迷失、不孤单、没有被遗弃，也不是茫然无助，我与创造我的能量同在。如果我内在有任何信念否定了这个真相，我会立即抹除这个信念。我知道，我是一个神圣的、精彩的生命表达，与无限的智慧、爱及创造力是一体的。我是充满健康及活力的典范，付出爱也得到爱，更能感觉到内心的平静。这一天是生命的精彩呈现，我的每一次体验都是喜悦的、充满爱的。

我以神圣的爱祝福我的身体、宠物、家庭、工作，

以及我今天接触到的每个人。

这是美好的一天，我为此感到欣喜。

这就是事实。

我像磁铁一样吸引奇迹降临

就在今天，未知而意想不到的好事朝着我而来。我要超越规章和教条、约束和限制，改变自己的意识，宽恕我需要原谅的人，疗愈奇迹就会降临。

在每一个医疗机构中，都有开明且走在灵性道路上的医疗从业人员。不管我人在哪里，都能把这样的人吸引过来。我充满了爱，具备接纳、包容及宽恕等特质，在每一天的每一刻，都会像磁铁一样吸引小小的奇迹不断发生。

我走到哪里，哪里就有疗愈的氛围，

这样的氛围会为我和我身边的所有人，

带来祝福与平静。

宇宙的爱围绕着我，
也存在我之内

　　"一"的无限智慧是创造我和宇宙万物的永恒能量，当我与"一"的无限智慧联结时，我是稳定和安全的。我能感觉到，这股能量也存在于自己之内。我身体的每一根神经、每一个细胞，都认同这种能量。

　　不管他人怎么说，我存在的真相始终都与创造我的能量联结在一起。我人生的救世主就在我之内，当我能接纳自己、知晓自己，就已经足够好了，这样的我就打开了爱自己的疗愈力量。

宇宙的爱环绕着我，

也存在于我之内。

我值得这份深厚的爱。

宇宙的爱现在流经我的生命。

它可以支持我，

我要把它找出来。

当我爱自己、接受自己，
爱别人就变得很简单

我们从事所有重要的工作，都是为了自己。

希望你的伴侣能够改变，是一种微妙的操控方式，

这是一种控制或凌驾对方的欲望。

甚至可能是一种自以为是，

因为会产生这种欲望，

代表你认为自己比对方优秀。

允许你生命中的所有伙伴，

都能成为他们想要成为的人。

鼓励他们探索自己、发掘自己、

珍爱自己、接纳自己以及肯定自己的价值。

事无大小，我为一切赞美自己

今天，你要学会打破论断及自我评判的习惯，超越想要贬低自己的心理需求。

1. 列出五项你对自己的评判。
2. 查看这份清单，在每一项旁边，写下你是从什么时候开始这样评判自己的。如果你记不住确切的日期，可以写下大致的时间。
3. 你是否对于长时间这样评判自己而感到惊讶？这种自我评判的习惯并不能带来任何正向的改变，不是吗？评判不管用，只会让你自己难受而已。所以，你要有意愿去改变并停止。
4. 将清单上的五条评判，逐一改写成正面的肯定语。

我每天都在学习如何更有创造力

　　别把"自己实在是太笨了"的说法挂在嘴上，或是有这种想法，否则你绝对没办法发挥创意来表达自己。如果你说"我没有创造力"，这就是一种认可，只要你持续这样说，就会成为你的现实情况。你与生俱来的创造力就在你之内流动，如果能释放出来，一定会让你又惊又喜。毕竟你使用的，是在宇宙中流动的创造力能量。虽然有些人比别人更擅于表达自己，也更能发挥创造力，但对于自我表达，却是每个人都能做到的。

　　我们每天都在创造自己的生活，每个人都拥有独特的才华和能力。但可惜的是，大多数人在孩提时代，创造力就被自以为善意的大人给扼杀了。例如，曾经有个老师就说我人高马大，不适合跳舞；有个朋友只因为把树画错了，就被说他不会画画。这些都不是真的。但那时我们是听话的乖孩子，对大人的说法照单全收。现在，我们再也不用理会这些说法了。

投入工作必然会得到回报

　　我欢喜地投入这份工作，并感谢每一个可以通过我来展示神圣智慧及力量的机会。只要我面临挑战，就知晓这是我的雇主送给我的机会；我会让自己先静下心来，转向内在，等待正面的话语填满我的心智。我欢喜地接受这些受到祝福的启示，知道我优异的工作表现值得这些报偿。

　　身处这个令人振奋的位置，我得到了非常丰厚的回报。我的同事们在灵性开发的领域里，都是乐于支持、有爱心、充满热忱、能力强大的工作者，只是他们可能出于个人选择而没有意识到这一点。我明白他们是"一心"（One Mind）的完美表达，勤奋地执行各自的任务。既然我效劳的对象是看不见却无处不在的运营官，是董事会的终极主席，因此我知道自己的创造性活动将会带来丰厚的财务收入，因为彰显雇主的工作必然会得到回报。

我祝福我生命里的每一个人，
他们也祝福我

　　并不是你的富足意识取决于金钱，而是金钱取决于你的富足意识。你能想象的富足越多，进入你生命中的金钱就会越多。

　　我喜欢想象自己站在海边，望着浩瀚的海洋，知道这片海洋就是我可以取用的富足。低头看你的双手，看看你拿的是什么容器。是小汤匙？一个有洞的筛子？纸杯？玻璃杯？酒杯？水壶？水桶？洗衣盆？或是一根连接着这片富足海洋的水管？看看你的四周，不管有多少人，也不管他们手中拿的是什么容器，如海洋般的富足足够他们每个人取用。你抢不走别人的富足，别人也夺不走你的富足。毕竟再怎么取用，这片海洋都不可能干涸。

　　你的容器就是你的意识，你永远都可以更换更大的容器。经常做这个练习，好好感受你的扩展及无限供给。

在我眼中，
这个世界已经复原了，而且圆满

跟我一起，用强大的新方式来看待自己及这个世界。

想象一个人人都拥有尊严的世界，在这里，任何人都能感觉到自己握有力量，并且能安全地生活着。

在我眼中，世界各地的孩子都被珍视及爱惜，不再有虐童行为。在我眼中，学校运用宝贵的时间来教导孩子人生大事，包括如何爱自己、如何维系人际关系、如何为人父母、如何处理金钱，以及如何建立稳健的财务。

然后，我看到所有病人都重拾健康，疾病成了过去时，因为医生已经学会如何让人们维持健康和活力。

在世界各地，我看到每个人都享受着和平与富足，所有人都和睦相处。我们放下武器、敞开心扉，看着论断、批评和成见都成为明日黄花，渐渐消逝。

在我眼中，这颗行星——我们的地球母亲，得以康复而圆满，天灾消失，而大地如释重负，和平盛行于世。

想一想，你还希望在这个世界上看到哪些正面的事？当你持续把这些想法放在心上，经常观想这些画面，你就是在为打造一个安全、充满爱的新世界贡献一己之力。

Trust Life

我们始终都是安全的，
变化就只是变化

给最亲爱的你们：

我要说的是，离开这个世界是完全正常且自然的人生必经历程，我们每个人都必须走这一遭。我们越能平静看待，就越容易接受，以下是我知道的：

我们始终都是安全的。

变化就只是变化。

从出生的那一刻起，

我们就在准备重新回到光的怀抱中，

让自己处于最大的平静状态。

天使们围绕着你。

他们会全程指引你前进。

不论你怎么选择，

都会走到最适合你的出口。

一切都会在完美的时空序列中发生。

这是喜悦与欢乐的时刻。

你正在回家的路上，我们每个人都是。

我在穿越永恒的无尽旅程上

　　在无限生命的这一世中，一切都完美、圆满且完整，生命的循环也是完美、圆满而完整的。开始有时、成长有时、存在有时、凋零有时、淡出有时、离开有时，这些都是完美生命的一部分。这是正常且自然的事，尽管有时觉得哀伤，但我们已经接受了这样的循环及节律。

　　有时候，这个循环会在半途就戛然而止，于是我们受到惊吓，甚至觉得受到威胁。有些人英年早逝，有些人带有残疾或频遭打击。通常令人痛苦的思绪会让我们想起自己终将一死，我们的生命周期也有结束的时候。我们会活出最充实的一生吗？还是会早早退场？

生命是变动不定的，无始无终，
只有物质和体验不断地循环又循环。
生命从不停顿、从不静止，也不腐朽，
因为每一刻都是崭新的，
而每个结束又是新的开始。

我信任身体的指引

以下肯定语，是让身体明白你正在倾听它说话的好方法。在做镜子练习及一整天的日常生活中，都可以使用这些句子：

我用爱去倾听身体的信息，我信任它给我的指引。
我感恩、赞叹身体的智慧。
聆听我的身体及直觉是安全的。

生命爱我，我的身体爱我，我始终受到指引与保护。
我知道对我来说，什么才是真实的，
我认可自己的真正价值。
我吸收新的观念来滋养自己；
生命供应我所需要的一切。

你好，身体，我们可以改变。
我想听见你的声音，让我们成为朋友。
我想要好好爱你。

这是新的一天，而我是新的我

在我无限生命的这一世中，
一切都完美、圆满且完整。
我的生命始终都是焕然一新的。

我生命的每一刻都是新的，新鲜而生气勃勃。
我运用肯定的思维，精确地创造出我要的一切。

这是新的一天，而我是新的我。
我的想法不一样了，谈吐不一样了，行动不一样了，
别人对待我的方式也不一样了。
我的新世界反映了我的新思维。

我为种下新的种子而感到欢欣、喜悦，
因为我知道这些种子将成为我的新经历。
在我的世界里，一切安好。

我最好的关系，是跟自己的关系

恋情是美好的，婚姻是美好的，却都是短暂的，终有结束的一天。唯一永远能跟我同在的人，是我自己。我与自己的关系是永恒的，因此我是自己最好的朋友。

我每天都会抽出时间，跟自己的心交流。我安静下来，感受自己的爱流遍全身，消融恐惧和愧疚。我真切地感觉到爱渗透到全身的每个细胞。我知道自己始终与宇宙联结，也知道宇宙无条件地爱着我与其他人。

这个无条件爱我们的宇宙，
就是创造出我这个人的能量，
而它永远在这里照应我。

当我在自己内心开辟出一块爱的安全园地，充满爱的人与充满爱的体验就会被吸引到我身边。我对感情关系中不知如何发展的那些旧认知，是时候放下了。

我顺从生命

　　你一直都受到神圣力量指引，要明白直觉不会犯错。当你内在涌现强烈的渴望，迫切想要表达或创造什么时，这种感觉就是神圣的不满足感。你的渴望就是你的使命——无论那是什么，如果你顺从它，就会得到指引和守护，成功也是必然的。当某个目标或某条道路出现在你面前，你可以选择单纯地信任，顺其自然地发展，或者是继续困在恐惧中。关键在于，相信你内在是完美的。我明白"完全地信任"可能还做不到，因为每个人都会有害怕的事物，但你照样可以豁出去。记住，宇宙爱你，希望你凡事都能马到成功。

　　　　　　每一天，每一刻，
　　　　　你都在创造性地表达自己，
　　　　在以独一无二的方式做你自己。

　　知道了这一点，你就可以摆脱任何没有创造力的虚假信念，去执行浮现在你脑海中的每一个计划。

富足不只是由金钱决定

　　我们对金钱的追求，必须是为了提高生活质量。如果不是的话（也就是说，如果我们讨厌自己为钱而做的工作），钱就百无一用。富足与我们的生活质量有关，也与我们拥有的金钱有关。

　　富足不只是由金钱决定，还涵盖了时间、爱、成功、喜悦、舒适、美及智慧。比如说，你可能经常抱怨没时间。如果你觉得被催赶、有压力、匆匆忙忙，那就表示你的时间处于赤贫状态。相反，如果你觉得自己有大把的时间，可以从容地解决手上的事情，而你也有信心完成所有工作，那你在时间方面就很富足。

　　要知道，无论你的信念是什么，都可以在当下这一刻改变。创造你这个人的能量，也赋予了你创造个人经历的力量。你有能力改变！

我拥有全世界的时间

　　时间的快慢多寡，都取决于我的观点。如果我选择匆忙，时间就会加快，永远不够我用。如果我选择相信时间永远都很充足，足够去做我想做的事，时间就会慢下来，而我会完成原定的计划。如果遇到堵车，被堵在路上，我会立刻认可所有司机都在尽最大努力尽快赶抵目的地。我会深呼吸，用爱祝福其他的司机，并且知道我会在完美的时间点到达我要去的地方。

当我们可以看出每一次经验的完美时，

就绝对不会匆忙或延误。

我们会在对的时间抵达对的地方，

一切安好。

我有资格拥有富足

　　每个人都可以采取措施，改善导致财务不良的相关习惯。专注于你的感受：相信自己有资格拥有富足的生活，如此才有可能邀请富足前来，并在生活中接收到更多的富足。你可以使用肯定语来强化效果，例如：

我感恩地接受目前生命中所有的好事。
生命爱我，并且满足我的所有需求。

我相信生命会照顾我。
我值得拥有富足。
生命总是能满足我的生活需求。
富足每天都以令人惊喜的方式流入我的生活。

我的收入不断增加，
无论在哪里，我都能成功及发达。

Trust Life

我所有的人际关系，都被爱包围着

　　用爱来包围你的家人，无论他们是否还在世。在这个爱的包围圈里，纳入你的朋友、亲人、配偶、职场上每个跟你共事过的人，以及所有你想要宽恕却不知道如何原谅的人。认可你跟每个人都有美好、和谐的关系，你们相互尊重、关心彼此。

要明白，你可以活得有尊严、平静及喜悦。
让这个爱的包围圈环绕整个地球，
打开心扉，让你的内在有一个空间
来容纳无条件的爱。
你值得被深深地爱着，
你是美好的、强大的。
这就是事实。

我放下过去，让自己自由

　　不论你童年过得怎样，是幸福的或悲惨的，现在只有你能够掌控自己的人生。你可以把时间用来责怪父母或童年的生活环境，但最后的结果也只会让你陷入受害者的模式，永远不会因此得到你想要的任何好处。

　　就我所知，爱是功能最强大的橡皮擦。即使是最深层、最痛苦的回忆，都可以用爱擦除干净，因为爱能够碰触到的心灵深处是其他任何物体都无法企及的。如果你的心智对过去的记忆非常深刻，而且你还一直认定"都是他们的错"，就会继续陷在深渊中动弹不得。

你想要痛苦一世，还是喜乐一生？

这个选择的权利及力量，

始终都在你之内。看着自己的眼睛，

爱你自己及你的内在小孩。

我的每个想法都在创造我的未来

　　我非常希望能把"你的思想如何运作"列为学校的第一堂课。我始终想不明白,让孩子背诵战争日期的意义何在,这似乎只是白白浪费了脑力。相反,我们可以教导孩子更重要的人生课题,如心智如何运作、如何处理财务、如何投资理财来拥有稳健的财务、如何为人父母、如何建立良好的人际关系、如何培养自尊,以及如何维系自我价值。

　　如果一个时代的成年人除了常规的学科,还能在学校里学到这些课程,你能想象那会是什么样子吗?想想这些真理将会如何体现。我们会培养出悦纳自己、过得快乐的人;会培养出一群有经济能力的人,他们通过投资来振兴经济。这些人和每个人都能建立良好的关系,对父母的角色驾驭自如,然后继续培养出懂得自我悦纳的下一代。而在做到以上各点时,每个人仍然保有自己独特的个性,充分展现自己的创造力。

我有能力改变自己的想法，
因此能专注于爱

生命其实很简单，我们付出什么，就会收回什么。我们的每个想法，都在创造我们的未来。

想法就只是想法，是可以改变的。我相信，健康也同样如此。

每一种所谓的疾病或身体不适，都是我们自己创造出来的，而我们有能力改变想法，从而消除疾病。

放下怨恨及负面的想法，即便对于"药石罔效"的严重健康状况也有化解的效果。

当你无计可施的时候，就专注于爱吧！爱自己会让你感觉良好，而良好的健康其实就是感觉良好的一部分。

当我们能够真正爱自己的时候，生活中的一切都会变好，包括我们的健康。

宇宙就是我的家

　　这个世界的新能量是爱，我每天都会花时间打开心智，去感受我与所有人之间仿佛亲族一样的关系。无论我在哪里出生或长大成人，无论我是什么肤色，无论父母带领我信仰什么宗教，每件事、每个人都与"一"的力量相联结。而通过这一切，我们的需求得到了满足。

　　我与地球家庭的每一个成员都有温暖、充满爱及开放的交流，其中有些人对人生的看法与我大相径庭。有人比我年轻，有人比我年长，有同性恋也有异性恋，还有各种肤色的人。我是地球族群的一员。意见有分歧是好事，代表我们有各种各样的表达方式，而不是成为偏袒一方或开战的理由。当我开始消除自己的成见时，这是整个世界的福气。

今天，我会把心多敞开一点，
开始创造一个我们可以安心相爱的世界。

我来到这里，
是为了爱这个世界

　　露易丝说："我们来到这里，是为了成为用爱去映照世界的一面镜子。"我们越爱自己，就越不会将痛苦投射到这个世界。一旦我们停止评判自己，对别人的批判也会随之减少。当我们不再攻击自己，就不会攻讦别人。当我们停止否定自己，就不会去指责别人伤害我们。当我们开始更爱自己一点，我们的快乐就会多一点，防备则会少一点，心胸便能更开阔一点。当我们爱自己，自然也会更爱别人。"爱自己是最好的礼物，因为当你给自己爱，别人也会这样对我们。"露易丝说道。

　　爱是要分享的。爱是礼物，就像真正的快乐和成功，最后会让你和其他人都一起受惠。"当我想到爱，我喜欢想象自己站在一个光圈里。"露易丝说，"这个光圈代表爱，而我看到自己被爱包围着。一旦我的身心感受到这份爱，就会看到这个光圈扩大到整个房间，又扩大到占满我家的每一寸空间，再继续扩大到整个街区，然后是整座城市、整个国家、整个世界，最后是遍及整个宇宙。对我来说，这就是爱，也是爱运作的方式。"

我为自己创造的爱，
将会伴我度过余生

　　不断去爱并赞叹我们是伟大的存在，是增强幸福感至关重要的一件事。外在的肉身是神奇的发明，也是我们选择在这一世穿上的衣服，能够天衣无缝地配合我们。我们内在的大智慧让我们的心脏跳动，让身体呼吸，并且懂得如何疗愈伤口和病痛。在我们身体里发生的一切堪比奇迹，如果我们愿意尊重并感激身体的每个部分，健康状态会大为改善。

　　如果你对身体的某个部位不满意，那就花一个月的时间持续把爱灌注到那里，并实实在在地对身体说你爱它。你甚至可以为你讨厌过某个身体部位这件事，向身体郑重地道歉。这个练习看起来很简单，却非常有效。从内而外，彻底地爱自己。

　　你现在为自己创造的爱，将会陪你度过余生。既然我们可以讨厌自己，就意味着我们可以学着爱自己。只要你有意愿，再加上一点练习，就一定能做到。

我越是爱自己的身体，就会觉得越健康

为自己准备三餐的肯定语

规划健康饮食是一种乐趣。

所有能帮我烹煮出美味、营养餐点

所需的食材，我都备齐了。

我很感激自己选择了最健康的食物。

我可以轻松做出营养美味的餐点。

我喜欢在厨房里消磨时间。

我值得为自己的健康投入时间及金钱。

你好，身体，今天什么能够滋养你？

我喜欢选择适合身体的食物。

我很幸运，可以为家人选择健康的食物。

我的家人喜欢吃健康的食物，孩子们也喜欢尝试新的食物。

我正在学习新的东西，好一步步疗愈我的身体。

每次我准备餐点时，都因为

与大自然及其他生命的联结而得到滋养。

我愿意花这个时间来滋养自己。

我的内在小孩想要成长和绽放

　　向内在小孩介绍你自己。找个时间把这个孩子揽进怀里，让他知道你有多爱他，以及他有多安全。你迈出了爱自己的一大步，我为你感到骄傲。

1. 挑出一张你真正快乐的儿时照片。照片上的你或许在过生日，或许在跟朋友们一起，或许在你最喜爱的地方玩耍。
2. 将照片贴在卫生间的镜子上。
3. 跟照片中活泼快乐的孩子说话，告诉他 / 她，你多想再次拥有当时的感觉。跟你的内在小孩说说你的真实心情，以及你为何裹足不前。
4. 对自己说以下肯定语："我愿意放下所有恐惧；我很安全；我爱我的内在小孩；我爱你，我很快乐，也很满足；而且我是被爱着的。"
5. 重复这些肯定语 10 遍。

爱自己，
让我轻松达成正面的转变

　　你的内在有一股不可思议的力量与智慧，时时刻刻在响应你的想法及言语。当你学会通过有意识的选择来控制自己的想法时，你就联结上了这股力量。

> 不要以为是心智在控制你，
> 你才是管理心智的人，
> 是你在操作你的心智。
> 你可以停止再去想那些老旧的想法。

　　当过去的想法企图卷土重来，向你喊话"改变很难"时，你要管好自己的心智。对你的心智说："我现在选择相信，改变越来越简单了。"你可能需要和心智多沟通几遍，它才会承认是你在当家作主，一切都是你说了算。

我爱完全活在当下的自己

　　不是每个人都能在幸福的家庭中长大，有很多人是来自充满冲突或暴力的失能家庭。他们对于自己是谁，以及自己与生命的关系，往往背负着大量的消极感受。

　　我们童年时可能饱受虐待，而这样的虐待或许会延续到我们的成年生活中。当我们在小小年纪就见识过恐惧及虐待，长大后往往会不断重现那些经历。我们可能会对自己苛刻，将我们缺乏爱与亲情的事实，误认为是自己不够好，应该受到这样的虐待。我们必须意识到，自己有力量可以改变这一切。

　　每个人在当下经历的所有事情，都是由我们过去的想法及信念创造出来的。回顾自己的生命历程时不用感到羞愧，我们要把过去看成是精彩、充实人生的一部分。没有这样的精彩与充实，我们不会有今天。没理由因为没有做得更好而自责，我们已经尽力了，我们经常是拼了命才撑过了恶劣的处境。我们现在可以在爱中放下过去，并为了获得这个新觉知而感恩。

我的目标是今天比昨天更爱自己

　　过去只存在于我们的心智里，我们可以选择如何去看待。我们只活在此时此刻，所有的感觉和体验也都发生在当下这一刻。我们现在的所有作为，是明天的基石。因此，当下这一刻就是抉择的时刻。明天还没来，我们什么都做不了；而昨天已消逝，我们也不可能为昨天做事。所以，我们只能在今天行动。重点在于，我们现在选择了什么想法、什么信念以及什么言语。

当我们学会爱自己，

并相信我们内在的更高力量，

就能与无限的圣灵

携手创造一个爱的世界。

我们对自己的爱，

让我们从受害者的角色摇身一变成为赢家。

我们对自己的爱，

会把美好的经验吸引过来。

我相信爱的力量

　　爱比暴力更深入人心，爱存在于每个人的心里。不论哪里出现了暴力行为，爱都是试图被听见的深层课题。我正在学习从每一则暴力报道中，倾听爱的无声呼喊。我相信自己的心灵工具，我自己就是靠着这些工具摆脱了束缚，尊重过往的负面经历，发现迎向正面的全新可能性。

　　很多人没有学过如何把心智当成创造力工具，于是按照自己从小到大接受的信念在过生活。信念非常强大，人类所有努力就只是为了证明及捍卫自己的信念。但信念只是想法，而想法是可以改变的。

　　我爱自己，因此不再用残酷的想法、苛刻的批评、严厉的论断来侵犯自己或任何人。我爱自己，因此我放下了所有穷追猛打的念头。

我爱自己，因此不论
我在什么情境下扮演了受害者或加害者，
我一律放弃这些角色。
我原谅自己，也原谅别人。

我打开心扉，乐于接受所有的好事

　　站起来，张开双臂说："我打开心扉，乐于接受所有好事。"这么做，你的感觉如何？

　　现在，认真看着镜子中的自己，注入更多的情感，再说一遍。

　　你有什么感觉？是觉得解脱、喜悦？还是羞愧得想要躲起来，觉得自己不配？

　　深呼吸。再说一遍："我打开心扉，乐于接受 ＿＿＿＿（自己填空）。"

　　每天早上至少做一次这个练习。这是一个美好的象征性举动，可能会助长你的富足意识，为你的生活带来更多好事。

我选择平和的生活方式

如果我想生活在一个和平的世界，
我就得确保自己是个平和的人。
不论别人的表现如何，我都保持内心的平静。
在混乱或狂暴中，我倡议和平。

我用和平与爱来解决一切棘手的情况。
我将和平的意念送到世界上所有动乱之处。

如果想让世界变好，
我必须改变看待世界的方式。
我现在愿意用非常正面的方式来看待生活。
我知道和平始于自己的想法，
当我继续抱持和平的想法时，
就可以与志同道合的人联结在一起。
我们会一起努力，为这个世界带来和平与繁荣。

身体是我珍惜的好朋友

我原谅自己过去没有善待身体。从前的我，已尽力根据自己的理解及知识照顾好自己。现在我很关心自己，会把生命提供给我的最好资源，都拿来滋养自己。

我满足身体各方面的需求，以便拥有最佳的健康状态。我愉悦地摄取有营养的食物、喝大量的纯净水，并不断地寻找好玩又有趣的新方法来锻炼身体。我爱自己身体的每个部分，全身上下、里里外外，没有半点遗漏。我现在会选择平静、和谐及充满爱的想法，为所有细胞在身体内营造和谐的氛围。我与生命的任何一部分都能和谐相处。

身体是我珍而重之的好朋友。我给予身体良好的滋养与营养，懂得好好休息，晚上睡得很安稳。然后我开心地醒来。生命是美好的，我乐在生活。以上都是事实。

当我改变想法，
周围的世界也会随之改变

不论问题是什么，其源头都是思维模式，而思维模式是可以改变的。

你可能会感觉问题是真的，但那只是看起来像真的——我们在生活里与之拼搏的问题都是如此。然而，不管我们面对的状况有多难缠，它都只是内在思维模式的一个外部结果或外部效应。

如果你不清楚是什么想法导致了你正在面对的问题，现在这本书就刚好能帮到你。因为本书的宗旨，就是帮助你追根究底，找到答案。检视生活里出现的困扰，然后问自己："是我的什么想法，导致了如今这个局面？"

如果你愿意静坐并向自己发问，你的内在智慧会为你揭开答案。

我打开新的门，迎向生命

　　你正站在生命的通道上，在你身后有许多关上的门。这些门代表的是你不再做的事、不再说的话、不再抱持的想法，以及不会再拥有的经验。在你的前方，是一条看不到尽头的通道，那里也有许多门，门后是新的体验。

　　当你向前走时，会看到自己逐一打开了这些门，门后是你想要的美好体验。你看到自己打开了通往喜悦、和平、疗愈、富足及爱的那些门，打开了通往了解、慈悲、宽恕、自由、解脱、自我价值以及自尊自爱的门。如果这些门就在你眼前，你会先打开哪一扇门呢？

　　相信你内在的向导会带领你，引导你走向对你最有利的方向，让你的灵性持续成长并扩展。不论你打开了哪一扇门或关上了哪一扇门，你始终都是安全的。

学着用感谢的心来接受

　　学着用感谢的心来接受。我们要学会接受，因为对宇宙来说，乐于接受的心态不只是用来换取富足而已。我们有很多问题，都源自无法克服接受的心态。在"施与受"中，我们通常更喜欢付出，对接受则会打从心底排斥。

　　别人送你礼物时，要微笑着道谢。如果你跟对方说"这个尺寸不对"或"颜色不对"，我可以保证对方从此以后不会想再送东西给你。优雅地接受，如果礼物真的不合你意，完全可以转送给适合的人。

　　对已经拥有的，要心存感恩，如此才会吸引更多的好事到来。同样的道理，如果我们满脑子都在想着匮乏，吸引来的也必定是匮乏。如果积欠债务，我们要原谅自己，而不是斥责自己。使用肯定语及观想时，要把注意力放在债务结清上。

Trust Life

联结我内在的宝藏

　　向内探索，改变你的思维模式。与你内在的宝藏连线，善加利用。一旦我们联结上内在的宝藏后，就能以自己的伟大本质来响应生命。记住，每天都要联结你的内在宝藏。

　　给自己特别的礼遇，仿佛你是一个值得珍视的朋友。每周与自己约会一次，下馆子、看电影、逛博物馆，或是玩一种你特别喜欢的运动；这样的约会要持之以恒。记得为这个约会盛装打扮，用最高级的餐具吃饭，穿上最漂亮的衣服。不要把好东西留到有伴时才使用，你就是自己的伴。允许自己心安理得地享受，宠爱自己。

　　感恩生活，平常可以做一些举手之劳的善事。比如说，帮别人代缴停车费[1]；上完公厕后，顺手整理一下，让下一个人有清爽的厕所可用；去海滩或公园捡拾垃圾；送一朵花给陌生人；告诉某个人你有多欣赏他；念书给孤独的老人听……做善事会带给我们好心情。

1　代缴停车费：美国有投币式的路边停车位，车主要根据时间需求投入费用，逾时未取车会挨罚。有些路人看到即将逾时的车子，会帮忙投钱，当成日行一善。

我感谢居住的这个美丽世界

　　地球是有大智慧的慈爱母亲，供给了我们想要的一切，照顾我们所有需求。她给了我们水、食物、空气和陪伴，我们有很多种类的动物、植物，还有不可思议的大自然之美。但过去几年来，我们却恶劣地苛待了这个世界。我们正在把宝贵的资源消耗殆尽，如果继续挥霍、糟蹋这个世界，我们将没有能居住的地方。

　　我承诺过要爱护及改善这个世界的生活质量，我的意图清晰、充满了爱及关心。只要有机会，我就会顺手做些善事。我回收、做堆肥、开辟有机菜园、改善土壤质量。这是我的世界，所以我要帮助它成为更好的居住之处。我每天会花时间静默观想，积极想象一个和平的世界，想象我们可能拥有一个干净、健康的生活环境。

　　我想象世界各国政府通力合作、平衡预算，公正地处理全球资金。在观想中，我看到这个世界上所有人都打开他们的心扉、扩大心智，一起努力创造一个人人可以安心相爱的世界。而这一切，就从我开始做起。

拿回我的力量

张开双臂，用爱迎接崭新的一天。
感受你的力量；感受呼吸的力量；
感受声音的力量；感受爱的力量；
感受宽恕的力量；
感受你有意愿改变的力量。

你是美丽的，你是神圣且伟大的存在，
值得拥有一切好事——
不是只有一些好事，而是所有的好事。
感受你的力量，与你的力量和平相处，
因为你是安全的。

我深深感激生命对我如此慷慨

我与生命同在，所有生命都爱我、支持我。
因此，我为自己要求得以享有生命中的富足与丰饶。
我有充足的时间、爱、喜悦、舒适、
美、智慧、成功及金钱。

我既不是我的父母，也不是他们的财务模式。
我是独一无二的，而我选择敞开自己，
接受各式各样的富足。
我深深感激生命对我如此慷慨。
我的收入不断增加，有生之年都持续富足。
这是我存在的真相，我接受事实如此。
在我富足的世界里，一切安好。

今天不管做什么，
每一分钟我都乐在其中

在每一世的生命中，

我们都在电影开演了才进场，

也都在电影结束前退场。

没有正确的时间点，也没有错误的时间点。

就只是时候到了。

灵魂早在我们上场之前就决定好了，

我们是为了体验才来到这里，

我们来这里学着爱自己。

不管别人做了什么或说了什么，

我们都是为了珍惜自己和别人而来。

等我们学会了爱的课题，就可以欢喜地离开，

没必要承受身心的痛苦。

我们知道下一次，无论我们选择投生到哪里，

无论在哪个层次，都会带上所有的爱。

我爱我这个人，
也爱我做的每件事

在我无限生命的这一世中，
一切都完美、圆满且完整。
我支持自己，生命也支持我。
在周围环境及每一个生活领域，
我都看到了灵性法则在运作的证据。

我强调以快乐的方式学习，
每一天都在感恩及欢喜中展开。
我热切期待今天的冒险，
知晓在我的生命中"一切安好"。
我爱我这个人，也爱我做的每件事。
我是生命鲜活的、喜乐的、充满爱的表达。
在我的世界里，一切安好。

当下这一刻，才是我们努力的点

我们随时都可以改变自己的信念。
想想以前，我们还相信地球是平的呢。
现在，我们已经知道这不是真相。

我知道，我们曾经以为并接受的那些正常想法，
或天经地义的事，都是可以改变的。
我们可以活得健康、富足、明智、喜悦、长寿
以及充满了爱。

我的爱，威力强大

　　我对待自己就像一个被深爱的人。各种事情来来去去，即便经历了这一切，我对自己的爱始终不变。这不是自负或自满。自负或自满的人，通常也带着满腔的自我厌恶，只是试图用"我比你强"来掩饰罢了。

　　爱自己，单纯就是感谢自己存在的奇迹。当我真正爱自己，就不可能伤害自己，也不会伤害别人。对我来说，世界和平的关键就是无条件的爱；而无条件的爱要从接纳自己、爱自己做起。

　　我不是等到自己变得完美的那一天才爱自己，

　　而是接受此时此刻最真实的自己。

我值得被疗愈

　　"如果你确信自己会痊愈，适时的帮助就会来到你身边。然后，你必须愿意去做该做的事。"露易丝说。

　　那么究竟要怎么做，才能把需要的疗愈要素和条件吸引过来呢?

　　"首先，改变你对问题的看法。我们对于疗愈、对于什么应该有效或无效，都有自己的见解。我们必须把自己的想法从'不可能实现'切换成'这是可行的，我只需要找出办法'。我一向都说，不治之症的意思，是指当下无法通过外部手段来治疗，你得向内探索才行。当然，这意味着你要改变自己的想法，也必须重建自我价值——要相信自己值得被治愈。如果你能够建立起这样的坚定信念及认同，生命就会带给你所需要的一切，让疗愈得以发生。"

活到老，学到老

　　活到老，学到老，永远都不要自以为年纪太大而不适合做某事。我的人生大约是到了 45 岁才有意义，也就是我开始教学工作的时候。50 岁时，我创办了一家规模非常小的出版公司。55 岁时，我走进了电脑的世界，特意去学习了电脑并克服对电脑的恐惧。60 岁，我开辟了自己的第一个有机菜园，成为一名热情的园丁，种植自己食用的蔬果。70 岁时，我报名儿童绘画班。几年后改上成人绘画班，还开始贩卖自己的画作。

　　最近，我决定扩展自己去挑战害怕的领域，于是我去学了交际舞。现在我每周要上几节舞蹈课，正在实现童年对学跳舞的梦想。我还学了瑜伽，身体也出现了正面的转变。

　　我喜欢学习从未涉猎过的事物，谁知道我以后还会做什么呢？我只知道在自己离开这个世界的那一天到来之前，我会持续练习肯定语，并发挥新的创造力。

我选择让自己感觉良好的正面想法

　　有人说"肯定语没有效"（这句话本身就是一种认可），其实这些人的言下之意是，他们不晓得如何正确使用肯定语。他们可能嘴巴上说着"我越来越富足"，但心里却想着"唉，这也太傻了，我看是行不通的"。你觉得是前者还是后者的肯定语会胜出？当然是负面的那一个，因为这是他们长期看待人生的方式。

　　有的人一天只说一遍肯定语，其他时候都在怨天尤人。如果采取这种操作方式，就得耗上很长时间，肯定语才会发挥作用。抱怨的话语通常会占上风，这是因为抱怨次数太频繁，而且情绪通常很强烈。

　　然而，把肯定语说出口，只是其中的一个步骤。你其他时间做了什么，重要性甚至超过说出肯定语。要让肯定语迅速见效，而且效果持久，诀窍就是建立一个能够让肯定语茁壮成长的环境。肯定语就像种在土壤里的种子，土壤贫瘠，种子自然发育不良；土壤肥沃，种子才会生根发芽、欣欣向荣。你越是选择让自己感觉良好的想法，肯定语奏效的速度就越快。

捕捉自己当下的每个念头

　　我在这个世界扮演一个独一无二的角色，也拥有演好这个角色的所有必要工具。我的每个想法、我说的每一句话，都是不可思议的强大工具。我善用这些工具，并且享受这些工具带来的效果。

　　冥想、祈祷，或是每天早晨花 10 分钟练习肯定语，都有令人惊喜的神奇效果，如果我能够身体力行一整天的话，效果会更好。

　　我一直谨记在心的，是我每时每刻的想法都在塑造我的人生。而我能努力的时间点、能做出改变的地方，永远都是此时此地。因此，我会花时间捕捉自己当下的每个念头，然后问自己："我想要用这个念头来创造我的未来吗？"

Trust Life

我只教一件事——爱自己

我只教一件事——爱你自己。
除非你能爱自己，否则永远不会知道你真正是谁，
也不会认清自己的真本事。
当你爱自己时，才会茁壮成长。

爱帮助你长大，帮助你超越过去、
超越痛苦、超越恐惧、超越小我、
超越你对自己的所有狭隘观点。
你是由爱塑造而成的，
爱帮助你成为真正的自己。

每段关系都有需要学习的功课，
以及等着你收下的礼物

我相信你在出生前就挑选好了父母，只为在这一世学习宝贵的功课。你的高我知道你必须经历什么波折，才会在灵性道路上前进。因此，不管你为什么必须跟父母和解，都要坚持下去。无论他们现在或过去说了什么、做了什么，你来到这里，最终都是为了爱你自己。

为人父母要允许孩子爱自己，给孩子一个能让他们感到安全的空间，让他们可以用正面、无害的方式表达自己。同时还要记住，正如我们选择了自己的父母，我们的孩子也选择了我们。亲子关系里，有一些重要的功课值得我们所有人去历练。

懂得爱自己的父母，会更容易教导孩子学会爱自己。我们越是对自己满意，就越能以身作则，让孩子理解自我的价值。我们越是努力爱自己，我们的孩子就越能明白爱自己是一件可以去做的好事。

我的心情是积极且欢喜的

　　我们奉行的信念有些是正面、对我们有好处的，可以让我们终生受用，如过马路前要先看看左右来车。

　　有些信念则是一开始非常实用，但等我们长大后就不再合适了。如不要相信陌生人，对孩子来说或许是不错的建议，但如果长大后还是抱持这种信念，只会让自己被孤立、忍受孤独。

　　为什么我们很少坐下来问自己："这是真的吗？"例如，为什么我会相信"我学东西很慢"这样的信念呢？

　　而更恰当的问题应该是：这对现在的我来说还成立吗？这个信念是哪来的？我仍然相信这个看法，是因为一年级的老师三番两次那样跟我讲吗？如果放下这个信念，对我是不是更好？

我跟这个世界的每个人都是一体的

　　这个世界没有两股对峙的势力——我说的是善与恶。但是有"一"的无限圣灵及人类，而圣灵以各种方式，提供智慧、工具给人类使用。

当你谈起他们时，
你说的就是我们，
因为我们是人民、我们是政府，
我们就是这个世界。

　　改变的起点就在我们所在之处。我们很容易就脱口而出："都是魔鬼搞出来的"或者"都是他们的错"。但事实上，要负责的一直都是我们。

宽恕让我自由

我们需要理解的重要灵性观念之一，就是每个人在任何时刻都在尽自己最大的努力。人们所能做的，就是凭着自己当下的理解和觉知去行事。你一直耿耿于怀的事情已经结束了，所以放下，让它过去吧！让自己重获自由。

1. 坐在镜子前，闭上眼睛。做几次深呼吸。感觉自己在椅子上坐得很稳，像往下扎根一样。

2. 想想生命中曾经伤害过你的那些人。现在睁开眼睛，对着他们其中一个人说话——要发出声音。比如："你伤我很深，但我不想再被困在过去了。我愿意原谅你。"如果你一时做不到，也可以肯定地说："我愿意。"只要你有意愿，就能离宽恕越来越近。

3. 做几次深呼吸，再对这个人说："我原谅你，我放你自由。"再次深呼吸，接着说："你自由了，我也自由了。"

4. 注意你的感受。你觉得抗拒吗？或是松了一口气？如果你感受到抗拒，就深呼吸并肯定地说："我愿意释放出所有抗拒。"

5. 记住，宽恕不是一个事件，而是一个过程。或许你需要在某个人身上多花一点时间才能宽恕对方，那就多宽恕几次，每一次都要比上次更深入一点。

我与我的年龄和平共处

在我无限生命的这一世中，
一切都完美、圆满且完整。
我不再选择相信对老化过程的陈旧定义，
认为年龄一定会带来限制及匮乏。

我欣喜地度过一年又一年的岁月。
我的知识不断累积，与自己的智慧不断连线。
晚年是我的黄金岁月，我懂得保持年轻又健康。

我的身体时时都在更新，
活得精力充沛、活泼、健康、充实，
我贡献一己之力，直到人生最后一天。
我现在选择以这样的理解来过我的生活。
我与我的年龄和平共处。

不管几岁，我都活得很快乐

◆ 关于衰老的肯定语 ◆

我年轻又漂亮——任何年龄都是如此。

我敞开自己，接受生命给我的所有体验。

我以充实和卓有成效的方式贡献社会，

我负责自己的财务、健康和未来。

我尊重我生命中的儿童和青少年。

我的家人支持我，我也支持他们。

所有跟我接触过的人都很尊重我。

我尊重我生命中的所有长辈。

我有全世界的时间。

我完全没有限制。

我向内看，并爱我所看到的

你如何爱自己？

首先，最重要的一点是：

停止你对自己和对别人的一切批评。

接受你本来的样子，并尽可能地赞美自己。

批评会摧毁内在的精神，而赞美则会壮大它。

经常照镜子，并简单地对自己说：

"我爱你，我真的爱你。"

一开始可能不容易说出口，但要坚持练习，

不久后你便会认同这句话，

并体会到自己在讲这句话时的感受。

尽你所能地爱自己，

你的生命将会把这份爱映照在你身上。

我沉浸在正面的想法中

　　宇宙会从字面上去解读你的想法和言语，并按照你所想及所说的，将你想要的东西送来给你。它一向如此。

　　每个正面想法，都会将好事带进你的生命里。相反，每个负面的想法则会把好事从你身上推开，让你永远够不到它们。在你的人生里，有多少次即将到手的好事，却在最后一刻被抢走了？如果你还能记起当时你的心态，就会明白症结所在。太多的负面想法，会筑起一道阻挡正面认可的路障。

　　如果你说："我不想再生病了。"这不是一句能够带来健康的肯定语。使用肯定语时，一定要说清楚你想要什么，比如前面那句话可以改成："我现在接受完美的健康。""我讨厌这辆车子。"这句话不会为你带来一辆你朝思暮想的车子，因为你说得太含糊。即使你真的换了新车，很可能过没多久就会厌倦，毕竟这样的结果才符合你说的肯定语："我讨厌这辆车子。"如果你想要一部新车，可以这样说："我有一部漂亮的新车，它满足了我全部的需求。"

今天我选择付出爱

　　诚实是我们经常使用的词汇，但我们不见得明白诚实的真正意义。诚实与道德或假道学没有关系，也跟坐牢不相干。诚实是爱自己的一种行为。

　　诚实的主要价值在于，无论我们在生活中付出什么，都会回收什么。因果法则始终都在不停地运作。如果我们藐视或评判他人，那么我们同样也会受到他人的论断。如果我们总是生气，那么我们到哪里都躲不开愤怒。我们对自己的爱，让我们随时都能跟生命对我们的爱接轨。

我越是勇敢去爱，就越安全

　　每天坚持爱自己，一有机会就说出那些充满爱的肯定语，并用实际行动来表明你对自己与日俱增的爱。爱自己，看看你有多特别。生活始终都在反映我们内在的感受。

　　当你在内心开辟出爱及感情的空间后，就会像磁铁一样，把能够支持你持续扩展亲密感的人吸引过来。

1. 在日记本上，写下你小时候是如何感受到爱的。你看到过父母表达对彼此的爱意吗？你是在很多拥抱中长大的吗？你的家人经常会把爱藏在打闹、哭泣、冷战或沉默中吗？

2. 写出 10 句与爱有关的肯定语，并做镜子练习。以下是一些范例："我值得被爱；我越是勇敢去爱，越是安全；今天，我记得生命爱我；我让爱在最完美的时刻找到我。"

3. 写下 10 件你很喜欢做的事，并从中挑出 5 件今天来做。

4. 花几小时犒劳一下自己——买花送给自己、招待自己享用健康大餐、向自己证明你有多特别。

5. 每天执行步骤 3，持续一周。

我在感恩与喜悦中，
展开与结束这一天

　　让我们每天尽可能找时间，为生活中发生的所有好事感恩。如果你现在过得不顺遂，好事会增加的。如果你现在生活富足，好事也会增加。这是一个双赢的局面。你快乐，宇宙也快乐。感恩会让你越来越富足。

　　开始写感恩日记，把每天值得感恩的事都写下来。每一天，都不吝于表达你的感激之情，对象包括售货员、服务生、快递员、老板和员工、朋友、家人，以及素昧平生的人。分享感恩的诀窍。

让我们尽一己之力，

把这个世界打造成一个

施与受都充满感恩的地方……

而且人人如此！

我信任宇宙的指引

　　在我们每个人无限生命的这一世中，一切都完美、圆满且完整。我们欣喜地发现自己与创造我们的能量是一体的，这个伟大的能量爱它的所有创造物，包括我们。我们是宇宙钟爱的孩子，被赋予了该有的一切。我们是这个世界上最高等的生物，具备体验生命所需要的全部装备。我们的心智永远与"一"的无限智慧联结。因此，如果我们相信事实如此，便可以取用所有的知识和智慧。

　　我们相信自己只会为了至善和喜乐去创造，也就是那些最能够增益灵性及进化的事物。我们爱真正的自己，尤其满意自己为这一世所选择的身份。我们知道自己可以在每时每刻雕琢、重塑自己的性格，甚至是肉身，以进一步展现我们的最大潜能。我们为自己有无限潜能而高兴，明白在每个领域中，自己都拥有全部的可能性。我们完全地信任"一"的伟大力量，而且知道在自己的世界里，一切安好。

我相信生命会帮助我
做出明智而有爱的决定

　　波和克里斯托弗是罗伯特·霍尔登的一双儿女，他们很喜欢露易丝·海，露易丝也喜欢他们。这一大两小的日常相处模式非常有意思，露易丝不会溺爱孩子，她不会挠痒痒，也不玩游戏。她不把 6 岁的波归类为"大女孩"或"好女孩"，只把她当成一个真正的女孩来对待。3 岁的克里斯托弗，则是一个真正的小男孩。至于露易丝自己，则是无年龄的。就是这样，一切都很自然。罗伯特觉得他们相处的氛围，就像《欢乐满人间》[1]的仙女保姆、珍妮及麦克。

　　克里斯托弗第一次见到露易丝时，直接跑到她面前，喊道："你想不想看看我的牙齿？"露易丝考虑了一下他的提议，然后说："好的，我想看。"于是克里斯托弗仰起头，笑着咧嘴露出他的牙齿。露易丝说："谢谢你。"克里斯托弗回答："不客气。"这个举动他以前没对任何人做过，以

1　《欢乐满人间》：*Mary Poppins* 是著名童书，曾改编成电影。仙女波平斯撑着伞从天而降到班克斯家当保姆，带着孩子们展开神奇的欢乐冒险。

后也没再看他做过。

　　后来，罗伯特问露易丝牙齿代表的意义。她一本正经地回答："牙齿代表做出了好决定。他只是在告诉我，他有自己的想法，也有能力做出好决定。"

第一个要改善的关系，
就是跟自己的关系

　　第一个要改善的关系，是你跟自己的关系。当你对自己满意，你的其他人际关系也会跟着改善。快乐的人在别人眼中，更富有魅力。如果你想寻求更多的爱，就要先多爱自己一点。这意味着不批评、不抱怨、不责怪、不埋怨，以及不产生孤独感。同时，这也表示你要对现在的自己非常满意，并选择现在能让你感觉良好的想法。

　　当你能够为满足自己的需求而付出努力时，就不会那么依赖他人。这和你爱自己的程度有关，当你真正爱自己时，就能做到专注、沉着、稳定、有安全感，你在家庭及职场上的人际关系都会很棒。你还会发现自己对各种人、事、物的反应改变了。以前你觉得天都要塌下来的事情，如今不再那么重要了。新人将会进入你的生活，或许有些熟人会消失——一开始，这可能会令你有些害怕，但结果是美好的，你的人际关系将会焕然一新，让人期待。

我展臂欢迎并接受所有好事

有好事降临时，就坦然接受吧。敞开胸怀去迎接所有的好事。对你的世界说 yes，机会与富足将会增加百倍。

今天，镜子练习的焦点是：接受你的成功与富足。

1. 站起来，张开双臂说："我是开放的，愿意接受所有好事。"
2. 现在看着镜中的自己，再说一遍："我是开放的，愿意接受所有好事。"让这几句话从你的内心流出来："我是开放的，愿意接受所有好事。"
3. 再把这则肯定语说 10 遍。
4. 留意你的感受。你觉得解脱、自由了吗？每天早上做这个练习，至少持续一周。这是提高富足意识的一个好方法。

从你所好，追随你的天赋

　　我想我们来到这个世界很多、很多次了，目的是学习不同的功课。这就像上学一样。在我们决定要在哪个时间点投生之前，就已选好了要学习的功课来砥砺我们的灵性。一旦敲定了课题，为了完成今生的功课，我们会开始筛检各种环境和情况，包括选择父母、性别、出生地及种族。既然如今你已经走了这么远的路了，所以相信我，你已经做了所有正确的选择。

　　在你的人生路上，你有必要提醒自己："我是安全的。"变化就只是变化而已。信任你的高我，它会牵引你，为你奉上最能够促进你灵性成长的指引。神话学家约瑟夫·坎贝尔（Joseph Campbell）说的话一针见血："追随你的天赋！"

从成功走向成功

我知道脑袋里的想法攸关我的工作环境，
所以，我有意识地慎选自己的想法。
我只想那些能够支持自己的积极想法。

我选择富足的想法，因此我是富足的。
我选择和谐的想法，因此我在和谐的氛围中工作。
我喜欢在早上起床时，明白今天有重要的事要做。

我的工作极具挑战性，这让我过得很充实。
当我想到自己所做的事，内心会自豪得发亮。
我手边随时都有工作，始终都富有生产力。
生活是美好的，这就是事实！

Trust Life

我是闪闪发亮的光

　　竞争与攀比，是阻断创造力的两大障碍。你的独一无二，让你与众不同。从创世以来，从来就没有出现过跟你一模一样的人，因此哪来的攀比跟竞争呢？

　　攀比不是带给你优越感，就是让你觉得比不上别人，这是小我的手段，是你的狭隘心所产生的想法。如果攀比让你感觉良好，你就是在说别人不够好或没有你好。或许你认为贬低别人可以抬高自己，实际上，这么做的结果，却会把你自己推上招致批评的位置。我们或多或少都会比较，如果能够超越它当然是好事。想要开悟，就要向内走，让光照在自己身上，以消融内心的黑暗。

　　凡事都会变，曾经对你来说完美的做法可能如今已不再适用。为了不断改变及成长，你要一直向内探索，直探内心去倾听，此时此刻什么才适合你。

我祝福我的电话

　　每次使用电话，我都会用爱祝福电话，而且我还经常用肯定语来认可电话只会为我捎来富足及爱的言语。我对电子邮箱也如法炮制，结果我的邮件不仅让我财源不断，还有朋友、客户、世界各地读者写给我的各种充满爱的书信。

　　即便是收到账单，我也很高兴，并感谢那些公司相信我会如期付账。我祝福我家的门铃和大门，因为我知道只有好事才能进入我家。我期待生活美好、快乐，实际情况也是如此。

吸引力法则只把好事带进我的生命

我注意到宇宙很喜欢我们懂得感恩。

你越是感恩，发生的好事就越多。

我说的"好事"不是只限于物质方面，

而是指所有能让生活变得更美好的人、地点及经历。

当你的生活充满爱、喜悦、健康和创造力时，

你知道这种感觉有多棒吗？

例如，开车出门一路绿灯、总能找到停车位，等等。

我们的生活本来就该是这样的。

宇宙是慷慨大方的施予者，

而且它喜欢我们感恩。

我就是我，独一无二的我

你不是你父亲，也不是你母亲。
你不是任何一位亲戚，不是你的学校老师，
也不是小时候学到的规矩。

你就是你，特别且独一无二，
拥有自成一格的才华与能力。
没有谁能用跟你一样的方法做事，
没有竞争，也没有攀比。

你值得拥有自己的爱，值得接纳自己。
你是伟大、精彩的存在；你是自由的。
承认这就是你的新实相，事实也是如此。

我们是拥有人类经验的灵性存在

　　我与生命同在，所有生命都爱我、支持我。因此，我要求自己在生命的每个阶段，都保持心境的平和及生活的喜乐。每一天都是新的、不同的，都有各自的乐趣。我积极参与这个世界，求知若渴，把身体照顾得非常好，并选择让自己开心的想法。我强烈的灵性联结，时时刻刻鼓舞着我。我不是我的父母，不需要像他们那样变老或死去。

我是独一无二的，选择过一种充实的人生，
直到我在这个世界上的最后一天。
我与生活和平相处，并且爱我的每一世生命。
这是我存在的真相，我接受事实如此。
在我的生命中，一切安好。

我乐于看到自己活得精彩

　　选择从你的心智及生活中消除所有负面的、破坏性的、恐惧的主意及想法。不再听从有害的想法或对话，也不参与其中。今天谁都不能伤害你，因为你拒绝相信自己会受到伤害。你拒绝沉溺在有害的情绪中，无论那些情绪看起来多么合理。你已凌驾于那些存心要激怒你、恫吓你的人、事、物，而那些有杀伤力的想法，也没有了牵制你的力量。

你所想的、所说的，
只涉及你想要创造的生活。
所有你需要做的事，你都游刃有余。
你与创造你这个人的能量是一体的。
你是安全的，在你的世界里，一切安好。

不论我被引导去做什么，
我都会成功

在我无限生命的这一世中，

一切都完美、圆满且完整。

我与创造我这个人的能量同在。

我已经具备了成功的要素。

我现在允许成功的公式流经我的身体，

在我的世界里显化。

不论我被引导去做什么，我都会成功。

我从每一次的经历中学习。

我从成功走向成功，从荣耀走向荣耀。

我的道路是由一连串的垫脚石铺成，

始终通往更卓越的成功。

在我的世界里，一切安好。

我相信生命的每个历程都会照顾我

　　露易丝信任内在的声音。"它是我的朋友。"她告诉罗伯特·霍尔登。"它是会跟我说话的内在声音。我学会了信任它，而它对我很适用。"说起她的内在声音时，她总是带着尊敬及爱。聆听内在声音是一种日常的灵性修持。"我的内在声音总是与我同在。"她说。"倾听内在声音，就能找到我需要的答案。"

　　"你的内在声音从何而来？"罗伯特·霍尔登问道。

　　"无处不在！"露易丝开玩笑说道。

　　"什么意思？"

　　"我的内在声音，是我倾听大智慧的管道。"她说。

　　"就是你在《生命的重建》提到的那种'一'的智慧吗？"

　　"是的，'一'的智慧为我们所有人提供指引。"露易丝说。

　　"每个人都有内在声音吗？"他问。

　　"每个孩子出生时都有内在声音。"露易丝向他保证。

无论内在小孩想要多少爱，
我只会给他更多

就我所知，爱是最强大的疗愈力量，
甚至连最深层、最痛苦的记忆都能够疗愈，
因为爱为我们心灵的黑暗角落带来了理解之光。
无论童年有多痛苦，现在爱我们的内在小孩，
都能帮助我们疗愈他。

在最私密的心智世界里，
我们可以有新选择及新想法。
宽恕与爱我们的内在小孩，
这样的意图将会打开道路，
而宇宙将会支持我们的所有努力。

我相信每件事最终都会有个最好的结果

　　我相信每件事最终都会有个最好的结果，但有时候当你置身其中时，很难看到这一点。想想在职场上或曾经发生过的负面经验，可能是你丢了工作，或可能是你的伴侣离开了你。现在你走出来了，回头再去看，会发现正是因为那次不好的经历，让你因祸得福？

　　我听过太多像这样的答案："对，我曾经遇到了很可怕的事，但若不是如此，我也不会遇到……或有机会创业成功……或承认自己是个瘾君子……或学会爱自己。"

　　相信我们的智慧会以对我们最好的方式来帮助我们体验人生，就可以给自己力量，真正享受生活中发生的每件事：包括好事及所谓的坏事。试着将这个观念套用到你的工作经验中，并注意发生在你身上的变化。

我的工作是神圣之爱的表达

　　我们的业务是"一心"（One Mind）的一个神圣点子，发轫于神圣的爱，也靠着爱维系下去。每个员工都被爱的行动吸引过来，因为此时此刻，这份工作就是他们应该进驻的正确岗位。和谐笼罩我们所有人，而我们以最有成效且愉悦的方式凝聚起来。

　　正是这种爱的行动，将我们带到了这个特定的位置。正确行动在我们业务的每个层面展开，通过智慧创造出我们的产品与服务。我们满怀着爱投入工作，而能够从我们的工作中受惠的人，则在我们的关爱下来到我们身边。

　　我们释放出了与埋怨或谴责有关的所有负面情绪，因为我们知道，内在的意识会塑造我们在商业世界的外在处境。我们明白并宣告，依据原则我们能够成功经营事业，我们由爱出发，运用心智工具来丰富我们的人生和体验。我们拒绝在任何方面受到人类思维的限制，制订了我们从未梦想过的计划。生活充满了爱与喜悦，因为我们的业务出自一个神圣的点子。这就是事实。

我是爱

　　我们都在永恒的无限旅程中，待在地球上的岁月只是短短一瞬。我们选择来到这个世界学习功课、促进灵性成长，并扩展我们爱的能力。到来与离开，没有正确或错误的时间。我们总是在电影演到一半时上场，在电影还没演完时退场。

一旦完成特定的任务，我们就会离开。
我们来这里学习如何更爱自己，
并与身边的所有人分享爱。
我们来到这里，是为了更彻底地打开我们的心；
而离开时，唯一能带走的也只有爱的能力。

问问自己，如果你今天离开，会带走多少爱的能力？

我有能力去创造自己的经历

你拥有改写人生的力量，
甚至让你完全认不出昔日的自己。
你可以从病弱转为健康，从孤独转为爱；
可以从贫困走向稳定及圆满；
可以从内疚和羞愧转变为自信与自爱。
你还可以从觉得自己毫无价值，
变成觉得自己拥有创造力及强大的力量。

我正在逐渐成为自己最要好的朋友，
一个相处起来最愉快的朋友

生命是神圣的。我的心容纳了全部的我——婴儿、小女孩、少女、年轻女孩、成熟女人，以及未来的我。每一次的困窘、错误、伤害、创伤，我都完全接受，这些都是我人生故事的一部分。

我的故事包括每一次成功、每一次失败、每一个错误及每一个真实的见解，所有这些都非常珍贵，具备我不需要计算清楚的价值。有时候，我人生故事的痛苦情节，可以帮助他人理解他们自身的痛苦。当别人和我分享他们的痛苦时，我深切地怜悯他们。现在我将同样的怜悯用在自己身上。我知道，发生在我身上的一切都是可以接受的，这样的觉知，让我轻松了下来。

我开心地为生命付出，
生命也用爱回馈我

　　你知道富足与感恩是相伴共生的吗？宇宙是慷慨的施予者，喜欢得到我们的感恩。让我们一起来练习以下肯定语：我开心地为生命付出，生命也用爱回馈我。

1. 早上醒来一睁开眼睛，就对自己说以下肯定语："早安，床。感谢你给我温暖与舒适。亲爱的（你的名字），这是受到祝福的一天。一切安好。"

2. 继续躺在床上几分钟，轻松一下，想想所有值得你感恩的事情。

3. 起床后，先走到卫生间的镜子前，深情地注视着自己的眼睛。把你想要感激的对象当成肯定语说出来："我感激自己的笑容这么美；我感激今天觉得很健康；我感激今天要出门上班，有工作可以做；我感激今天要见面的朋友们。"

4. 今天每次路过镜子时都要停下来，将你当下要感谢的事用肯定语的方式说出来。

我值得拥有最棒的朋友，
而且允许生活充满爱与喜悦

我与生命同在，所有生命都爱我、支持我。
因此，我为自己要求有一个快乐、充满爱的朋友圈。
无论是独处或在一起，
我们每个人都能有这样的好时光。

我既不是我的父母，也不是他们两人之间的关系。
我就是我，独一无二的我。
只有支持我、滋养我的人能够进入我的世界。
不管我去哪里，都会得到温暖且友善的对待。
我值得拥有最棒的朋友，
而且允许生活充满爱与喜悦。
这是我存在的真相，我接受事实如此。
在我友好的世界里，一切安好。

我真心地为别人的好运而高兴

不要怨恨或嫉妒别人比你拥有更多，

这种心态会阻挡你的富足到来。

不要批评别人选择的花钱方式，因为这与你无关。

每个人都受到自己的意识支配，

所以只要管好自己的想法。

祝福他人的好运，并且明白运气非常多，

足以分配给所有人，也包括你。

我以真理与和平为依归

　　用发自你内心美好、充满关爱的那一部分，来爱你真实的样子，明白你确实是生命神圣、伟大的具体显现。无论外在发生什么事，你都要回归本心。你有权保有你的感受，有权保有你的看法。你就是你，好好爱自己。下功夫去打开你的心，虽然这样做有时会让你害怕，因为你得到的答案可能和朋友希望你做的完全不同。但是，你心里很清楚，怎么做才是对的。如果你遵循这种内在智慧去行动，就会与自己的本质和平共处。

　　支持自己的正确选择。一旦有疑虑，就问自己："我的起心动念，是来自内心的爱吗？这个决定对我有利吗？适合现在的我吗？"有朝一日，也许一天后、一周后或一个月后，你的这个决定可能不再适用，那时再改变就行。我们应该每时每刻都要问自己："这适合我吗？"然后说："我爱自己，我正在做出正确的选择。"

不管面临什么挑战，
我知道自己是被爱的

如果生活中遇到了任何不愉快，

立刻对着镜中的自己说："无论如何，我都爱你。"

事情来来去去，你对自己的爱始终如一，

而这是你这辈子最重要的人格特质。

发生了好事，也可以对着镜中的自己说："谢谢！"

认可自己拥有了这个美好的体验。

我给自己充裕的时间来度过哀伤

◆ 关于死亡与哀伤的肯定语 ◆

死亡是开启新生命的大门。

我平静地接受哀伤的过程，

平静地接受所爱的人离世，

我给自己充裕的时间，来度过哀伤。

我们的灵魂永远不可能被夺走，

因为它是我们永恒存在的一部分。

死亡是生命的自然历程，

每个人都在最完美的时空序列中离世。

我知道无论我在哪里，我都是安全的，

生命爱我，也完全支持我。

我们的精神与灵魂不死，

始终都是安全的，可信赖的。

我让爱绽放光芒，以安慰自己和他人。

没有所谓的死亡，只是改变存在的形式罢了。

用积极、正面的方式思考和说话

当你说"我还没准备好"时，是你的灵魂或你的小我在说话吗？我们很多人在接触新事物或开启新生活时，如结婚、生孩子、创业、写书或公开演讲，都会产生这样的想法。但你真的还没有准备好吗？如果是，就去找个得力的帮手；如果不是，就请你的小我放轻松，放手让你的灵魂来指引你。

终其一生，我们都会想"我还没有准备好"，然后有一天，情况突然变了。我们不再认为"我还没有准备好"，而是换成了"我太老了，老到不能……"这又是谁说的，是你的灵魂或是小我？你的灵魂到底几岁？你真的太老了吗？还是你觉得自己不配、害怕或有其他原因？当你观察自己的想法时，请停止自我批判，这样你才能看到自己真正的想法。

"想法就只是想法。"露易丝说道。"如果你不是用灵魂的心智思考，就是用小我的心智思考。"

先要爱自己，
才能开始积极改变

　　我的灵性成长常常以奇怪的方式出现。它可能是一次偶然的邂逅、一场意外、一次身体不适，或是失去所爱的人。我内心有某个东西会驱使我追随着它，或是强力制止我继续以同样的方式生活。在灵性成长方面，每个人的方式都不太一样。

　　我的灵性成长，发生在我必须为自己的生命负责的时候。这给了我内在的力量，足以改变我自己。灵性成长不是去改变别人。

　　人们一旦准备好不再扮演受害者的角色，懂得宽恕、走进新生，就会经历灵性成长的重大改变。不过，这样的过程不可能在一夜之间发生，而是一段逐渐展开的过程。先要爱自己才能打开灵性成长的大门，而改变自己的真诚意愿，则是促使改变发生的催化剂。

我寻求的一切，
都已经在我之内

你的安全保障，不是来自你的工作、
你的银行存款、你的投资、你的配偶或父母。
你的安全保障，是来自你与宇宙能量联结的能力。

我喜欢想象在我身体里呼吸的能量，
就是供应我一切所需的能量，
而且取用同样容易且简单。

宇宙丰饶又慷慨，从宇宙得到所需要的一切，
是我们与生俱来的权利，
除非我们宁可相信没有这回事。

我住在一个友善的宇宙上

"你对友善宇宙的观念有什么看法？"罗伯特·霍尔登问露易丝。

她停顿了一下，在心里玩味这个问题。"我觉得这是很好的观念。"她笑着回答。

"宇宙是友善的吗？"他问露易丝。

"想找出答案，只有一条路可走。"她说。

"哪一条？"

"就是说 yes。"她笑着说。

"什么意思？"

"如果你说 no，就永远不会知道宇宙友不友善。"露易丝说。

"因为如果你说 no，就没有机会看到宇宙的善意。"

"就是这样。相反，如果你说 yes，就有可能看到。"

"全看你的回答是什么。"

"答案就在我们身上。"露易丝说道。

我乐于接受美妙的新改变

　　这个世界无比丰饶，正等待着你去体验。如果你知道这个世界有你花不完的钱，有你认识不完的人，有你想象不到的快乐，你就有机会拥有所需要和所渴望的一切。如果你追求的是你的至善，那么就相信内在的力量会让你如愿。对自己、对别人都要诚实，不要欺骗，连一点点都不行，否则这些恶行都会回到你身上。

　　无限智慧雨露均沾，它永远都会对我们说 yes。发生在你生命中的所有体验，都不要心生排斥，只要对它们说 yes。敞开心扉去接受所有好事，对你的世界说 yes。这样做，你的机会及富足将会增加百倍。

Trust Life

每件事都在完美的时空序列中发生

我相信每个人来到这个世界，
都是为了学习某些功课。
一旦完成任务，我们就会离开。
每一世的驻留时间都不同，
有些课程可能很短暂。

无论我们以何种方式离世，或何时离开，
我相信全是灵魂的选择，
并会在完美的时空序列中发生。
灵魂会在我们的大限来临时，
让我们以最合适的方式离开。
一旦我们能看见生命的全局，
就不可能对任何一种离世方式有所评判。

花时间用心吃饭，好好享用每一餐

◆ 关于用餐的肯定语 ◆

我感恩有这么棒的食物。

我的身体喜欢我为每一餐选择的完美食物。

所有的餐点都是营养均衡的。

我喜欢花时间用心吃饭，好好享用每一餐。

丰富的营养，为接下来的这一天做好了充分的准备。

每一口食物，都会疗愈并强化我的身体。

用餐时间是快乐的，全家人带着爱欢聚一堂。

我用爱祝福所有食物和我的身体，

当我的身体饱足时，我会倾听。

我会一边进食，一边倾听身体。

进食时，我会留意所有的感官。

这些食物疗愈了我。

我的味蕾每天都在变化——我不再渴望不能滋养我的食物。

我倾听我的食欲，

它引导我做出充满爱且富有营养的选择。

我愿意慢下脚步，花这个时间来滋养自己。

自由是我的神圣权利

　　我们生活在这个世界上，有完全的选择自由。我们用心智来选择，没有我们的允许，任何人、地点、事物都不能代替我们思考。在我们的心智中，只有一个人可以思考，那就是我们自己。我们在心智中完全自由。我们选择的想法与信念，有能力可以完全反转现在的处境。

我可以自由地抱持着美好的想法。

我打破过去的限制，迎向自由。

我正在转变，变成我被创造出来的真正样子。

我乐于接受宇宙的所有好事

　　我每天至少一次，坐着张开双臂，然后说："我把心打开，乐于接受宇宙的所有好事。"这会给我一种宽阔的感觉。

宇宙只能把我意识中的东西送给我，
而我永远可以在意识中创造出更多东西。
意识就像是宇宙银行，
当我通过觉知来提高自己的创造力时，
就等于增加了自己在宇宙银行的心灵存款。
冥想、自我疗愈及肯定语都是心灵存款。
让我们养成天天存款的习惯。

我相信自己的人生
契合完美的神圣秩序

星星、月亮、太阳都以完美的神圣秩序运行，
它们的轨道带着秩序、节律及目的。
我是宇宙的一部分；因此，
我的生命也带有秩序、节律及目的。

有时候，我的人生会变得混乱，
但我知道混乱的背后，存在着神圣的秩序。
当我厘清思绪、汲取教训，
混乱就会消失，生命又恢复了秩序。
我相信自己的人生确实契合完美的神圣秩序。
在我的世界里，一切安好。

我生活在所有的可能性中

跟着我一起说："我生活在所有的可能性中。有我在的地方，只有好事发生。"花些时间想想这些话。不是一些好事，也不是有些好事，是所有好事。当你相信凡事都有可能时，就会敞开心胸去接收每个生活领域的答案。

我们就置身在所有可能性中，一切都是由我们个人及人类群体决定。为了寻求安全感，我们不是在自己周围筑起高墙，就是把围墙拆掉，然后完全放开自己，允许所有的好事进入我们的生活中。

从现在开始，客观地观察自己。注意你的内在状态，你有什么感受、什么反应、你相信什么，而且要允许自己观察时，不夹带评论或批判。等你做到这一点后，就会在所有可能性中活出你想要的人生。

我感恩生命，从现在到永远

　　在我本质的核心深处，有一口无穷无尽的感恩之井。我现在允许感恩之情填满我的心灵、身体、心智、意识，以及我的存在。这种感恩从我身上向四面八方扩散出去，触及世界里的一切后又回到我身上，因此我又有更多可以感恩的事物。我越是感恩，越能认识到供应是无限量的。流露感恩之情让我感觉良好；这是我表达内在喜悦的一种方式。感恩，是我生活中一种温暖又放松的感觉。

　　我感恩自己及身体，感恩我有视觉、听觉、触觉、味觉及嗅觉等感官能力。我感恩我的家，我用爱好好维护它。我感恩家人及朋友，很高兴能有他们做伴。我感恩我的工作，随时随地全力以赴。我感恩自己的才华和能力，让我得以持续挥洒，从中得到满足。我感恩我的收入，知道不管我走到哪里，都会成功和富足。我感恩过去的所有经历，因为我明白它们是灵魂成长的一部分。我感恩大自然的一切，并尊重所有生物。我感恩今天，也感恩明天的到来。

　　我感恩生命，从现在到永远。

我优雅地付出，也优雅地接受

　　感恩与接受就像强力磁铁一样，每时每刻都会把奇迹吸引过来。赞美是随着成功而来的礼物，我已经学会优雅地接受赞美。如果有人称赞我，我会微笑着说："谢谢。"

　　每一天都是生命赐予我们的神圣礼物，我张开双臂去接受宇宙提供的所有富足。不论白天或黑夜，我都可以在任何时间让富足进来。

　　宇宙以各种可能的方式支持我。我生活在一个充满了爱与和谐的宇宙里，我心存感恩。然而，人生路上，有时宇宙给予我的，我因为处境艰难而无以回报。我也记得很多人在我无法报答他们时，给了我极大的帮助。幸运的是，后来我有很多机会帮助他人，这就是生命的运行之道。此时此刻的富足及感恩，让我感到放松与欣喜。

晚年，才是我的黄金岁月

　　把晚年视为生命的一个丰收时期、一个最有价值的报偿阶段，是我们需要在意识中建立的人生理想。我们要知道无论活到几岁，未来始终都是光明的。只要改变观念，就能做到这一点。

　　现在是时候消除对老年的可怕想象了，我们的想法也应该进行一次量子跳跃了。首先，在平日的用语里把"老"字去掉，让地球变成一个长寿者，依然是活得年轻的星球——而且预期寿命再也不是一个有限数字。我们要把自己的晚年，变成人生的黄金岁月。

让我们一起生活在疗愈世界

就个人来说，我可以为这个世界做很多好事。有时，我会为理念采取实际的行动或用财力支持；有时，我则用念力来协助疗愈这个世界。听到哪里发生灾难或毫无意义的暴行，我会积极、正面地使用心智的力量。我知道，假如我向应该承担责任的人发送愤怒的意念，完全无助于疗愈。所以我会立刻用爱来包围整个事件，并认可这个事件最终只会产生好的结果。

我发送正面能量并做观想练习，在观想中看到整件事以最快速度平息，并且找到了对每个人都最好的解决方案。我会用爱祝福作恶的人，并肯定潜藏在他们内心的爱与慈悲会浮现出来，让他们也获得疗愈。只有当所有人都得到疗愈和圆满，我们才能一起生活在一个疗愈的世界里。

我的疗愈之旅，从正面想法开始

◆ 克服身体不适的肯定语 ◆

我爱自己的身体。

我的身体喜欢健健康康。

我感谢自己优秀的身体。

我倾听身体发出的声音。

我身体的每个细胞都是被爱着的。

我知道如何照顾自己。

我比以往任何时候都要健康。

我与生活的每一面都和谐共存。

我用爱来为自己创造完美的健康。

我满足身体每个层面的需求，

以达到最佳的健康状态。

每个地方，每个人都善待我

在我无限生命的这一世中，
一切都完美、圆满且完整。
我与创造我这个人的能量同在。
我完全敞开自己，接受宇宙澎湃的富足之流。

我会受到心智的指引与保护，
做出对自己有益的选择。
我为别人的成功而高兴，
因为我知道成功的机会很多，
足够分给每个人。

我不断提高自己对富足的意识，
而这也反映在不断增加的收入上。
每个地方、每个人都善待我，
在我的世界里，一切安好。

生生世世，来来去去，
而我永恒存在

　　我自在地放下过去，相信生命的每一个历程。我把过去的伤痛关在门外，原谅每个人，包括我自己。我想象前面有一条溪流，我把这些陈年经历、过去的伤痛都放进溪流里，看着它们开始溶解，顺流而下，直到消散无踪。

　　我自由了，在我前尘往事里的那些人也自由了。
　　我已经准备好向前走，开启一直在等我的新冒险。
　　生生世世，来来去去，而我永恒存在。
　　我生气勃勃，充满活力，
　　无论从事哪一种活动，都是如此。
　　爱包围着我，从现在到永远。这就是事实！

我把情感带进了我的生命，
并坦然接受

我与生命是一体的，所有生命都爱我、支持我。
因此，我要求在自己的世界里要有爱及亲密关系。
我值得被深深爱着。

我不是我的父母，也不是他们的关系模式。
我是独一无二的，我选择创造并维持
长久而深厚的感情关系，
一段能在各方面都滋养及支持我们两人的关系。
我们非常契合，能把自己最好的一面展现出来。
我们很浪漫，彼此是最要好的朋友。
我很高兴拥有这段长长久久的感情。

这是我存在的真相，我接受事实如此。
在爱的世界里，我一切安好。

我不给失败任何力量

　　我内建成功的所有要素，就像小小的橡子中蜷缩着一整棵橡树。我根据自己此时此刻的状态，设定我做得到的标准。我鼓励并表扬自己的进步。我可以放心地从每个经验中学习，即便过程中犯错也无妨。

　　这就是我不断获得成功的方法，从这个角度来看，就会发现我处理事情时，每天都会比前一天更容易一些。当失败出现在我眼前，我不再逃避；相反，我承认这是给我的教训。我不给失败任何力量。整个宇宙中只有"一"的力量，而这股力量不论做什么事，都会百分之百成功。"一"的力量创造了我，因此我早就是个美丽又成功的人了。

和谐围绕着我，冲突远离我

我们每个人的存在都是一种神圣想法的表达，是通过"一心"以和谐形式呈现出来的。我们会走到一起，是因为需要在彼此身上相互学习。人们会相遇，都是有目的的，因此没必要抗拒，也没必要为发生的事情而责怪对方。

我们可以安心地学会爱自己，并从这段经历中受益及成长。我们选择一起合作，把和谐带进正在做的工作，以及生活中的各个领域。我们做的每件事都是基于一个真相——也就是我们存在的真相与生命的真相。

神圣的正确行动，每天都时时刻刻在引导我们。我们在正确的时间说正确的话，随时都采取正确的行动。每个人都是和谐整体的一员。当一群人欢喜地合作时，满足又有效率地互相支持、彼此鼓励，便会凝聚成神圣的综合能量。我们在工作及生活中的各个领域都是成功的，具备健康、快乐、爱、喜悦、尊重、支持，并平和地对待自己和他人。就是这样，这就是事实。

我从匮乏的思维转变为富足的思维

很多人都在为经济忧心，认为目前的经济形势不是让他们大赚一笔，就是亏损连连。然而，经济盛衰起伏的波动并不是新鲜事。因此，不管外面世界发生什么事，或是他人做了什么而造成经济变动，都不重要。我们不是因为经济因素才停滞不前。不管外面世界如何，唯一要紧的，是你对自己的信念。

如果你害怕无家可归，就问问自己："在我心里，哪里没有归属感？有哪些地方会让我觉得被遗弃？我要怎么做，内心才会平静？"所有外在的经历，其实都在反映你内在的信念。

"我的收入不断增加"是我一直在用的肯定语，另一句我喜欢的肯定语是"我超越了父母的收入水平"。比父母更会赚钱是你的权利。既然现在物价比以前高，收入增加几乎是必要的。女性在这个课题上会经历更多冲突，她们通常认为自己的收入很难或无法超越父亲。她们必须克服觉得自己没有资格、不配、不值得的负面感受，才能接受丰厚的收入，而这本来就是她们的神圣权利。

我知道自己配得上这个世界的所有好事

　　许多人对富足和金钱都有消极或负面的观念，其中很多都是他们从小就被灌输的观念，但既然已经长大成人，就可以拿回主控权，通过改变过时的观念来改善生活。让我们一起来练习下面的肯定语：

我现在原谅那些曾经在我小时候，
因为自己的无知而灌输给我负面及错误观念的人。
我爱我的父母，但我现在清除了他们陈旧的、
自我设限的思维模式。我现在宣告，
这些肯定语是我对自己及生命的新宣言及真实信念。
我接受这些肯定语就是真相，
我知道自己配得上这个世界的所有好事。

　　以下有更多的肯定语供你参考，你可以抄写到纸上，摆放在你能看到的、显眼的地方。反复说，效果会更好。

今天，我是富裕的。
如果我的家人，以及跟我一起长大的朋友
仍旧相信那些自我设限的观念，也没关系。
他们没有必要跟我一起成长。

这个世界上的金钱比沙子还要多。
宇宙喜爱那些善用才华与能力，
并以爱的方式来致富的人。

我是重要的，对自己、对生命都是如此。
宇宙深深地爱着我、珍惜着我。
当我越来越成功、越来越富足，
就可以从一个社会阶层自由地去往另一个社会阶层，
完全不必有罪恶感或恐惧。

Trust Life

我爱你，
是我每天跟自己说的第一句话

　　早上的第一件事与晚上最后一件事，我要你看着自己的眼睛说："我爱你，我真的爱你。我接受真实的你。"一开始可能很难说出口，但坚持下去，这些肯定语很快就会成真，是不是很有趣？

　　你会发现，当你越来越爱自己，就会越来越尊重自己，而当你察觉到自己哪里需要改正时，也会明白这样做是正确的，于是更容易做到。爱不假外求，它始终都在你之内。你越是爱自己，别人就越爱你。

所以，选择用新的想法来看待自己，
选择用新的言语来跟自己说话，
告诉自己你有多优秀，
值得拥有生命所给予的所有好事。

我选择让自己的余生
成为一生最棒的时光

　　自我设限的信念永远都会否定我所渴望的好事，因此我选择远离那些想法。我郑重声明，在我意识里的每一个负面思维模式现在都被清除、抹去了。我的意识现在只有开心、积极、充满爱的思维模式，这些新模式能够促进我的健康、财富及正面的人际关系。负面的思维模式让我害怕失去、害怕黑暗、害怕受到伤害、害怕贫穷，现在我要全面清除这些模式。同样，对于那些曾经带给我痛苦、孤独、觉得自己不配、任何负担或损失的信念，我现在也要一并清除，还有残留在我意识黑暗角落的、一直徘徊不肯离去的其他荒谬想法，也要全部清除。

　　我现在可以自由地让好事在我生命中显化。我为自己宣告，我要拥有最富足及最圆满的人生：丰沛流动的爱、富足的物质、生机勃勃的活力、源源不绝的创意，以及围绕在我周围的和平。这些"好事"我都受之无愧，现在我都愿意接受，并成为我的永久状态。我与"一"的无限生命一起创造，而所有可能性都在我面前。

我永远欢迎并接受新的收入来源

　　我们要放下"固定收入"的自限性心态。不要坚持你"只有"固定的一份薪水或收入，因为这会限制宇宙对你的施予。薪水或收入只是钱财的渠道，而不是钱财的源头。你的供给始终只有一个源头，那就是宇宙本身。

　　生财之道有很多种，我们必须先向它们敞开自己，不要心生排斥。我们的意识必须接受供应可以来自任何地方，哪里都有可能是我们的新财源的信念。如果走在街上，幸运地捡到一枚硬币，我们只要向源头说："谢谢！"新的生财渠道或许不大，但它会慢慢打开。

对于新的收入、新的财源，
我都抱持开放态度。
现在，我从意料之中与意料之外的来源获得好处。
我是一个不受限制的存在，
以无限的方式接收着无限的源泉。

我爱自己的心智，
我的心智也爱我

　　暂停一下，注意你正在想什么。当下你想的是什么？如果想法能够塑造你的生活及经历，你想让这个想法成真吗？假如你的想法充满了担忧、愤怒、伤痛及报复，而最终这些念头却回过头来报应在自己身上，你会怎么想？无论我们是在精神上或口头上发送出信息，是否最后都会以类似的形式再回到我们身上。想要有一个快乐的人生，我们就必须先有快乐的想法。

　　花点时间听听你所说的话，如果同一句话你说了至少3遍，就把它写下来。一周后再来看看你的记录，你会发现你所说的话都符合你后来的经历。想要改变生命，你要有改变言语和想法的意愿；要驾驭人生，先要驾驭你对用语及想法的选择。除了你自己，在你的心智中，没有其他的思考者。

我有资格拥有好感觉

　　生命非常简单。我们的思维模式及感受会创造我们的经历，我们对自己与生活的信念，会成为我们的现实。想法只是串连在一起的字，本身不具有任何意义，所有的意义都是我们赋予的。我们的心智一遍又一遍地聚焦在负面的信息上，让想法有了意义。

　　我们如何处理感觉及情绪，也很重要。要把感觉及情绪发泄出来吗？要惩罚别人吗？悲伤、寂寞、愧疚、愤怒、恐惧都是正常的情绪，但如果让这些情绪占据我们生活的主导位置，生活就会成为情绪的战场。

　　你可以通过镜子练习、爱自己、正面的肯定语来滋养自己，缓解你此刻感受到的焦虑。你认为自己值得拥有平静、绵长的情感生活吗？

　　让我们一起练习以下肯定语：我清除了意识中所有抗拒对我好的模式。我有资格拥有好感觉。

我超越了所有限制

我用爱的包围圈环绕所有家人，
包括在世的及过世的。
我肯定美好及和谐的共同体验，
对我们全家人都别具意义。

在无条件的爱所组成的永恒网络中，
我是其中一分子，对此我感到很幸福。
我的祖先们已经竭尽所能地，
将他们的知识与理解传递了下来，
而尚未出生的孩子将会面对新的挑战，
并以自己将会具备的知识与理解来努力克服挑战。

每一天，我都更清楚自己的任务，
那就是打破过时的家族限制，唤醒神圣的和谐。

我已经长大了，
懂得用爱照顾我的内在小孩

◆ 教养内在小孩的肯定语 ◆

我爱现在的自己。

我用爱拥抱我的内在小孩。

我愿意打破自己的限制。

我为自己的人生负责。我是自由的。

我已经长大成人，要用爱照顾我的内在小孩。

我现在打破了过去的恐惧和限制，

与自己及自己的人生和平共处。

我可以安心地表达我的感情。

我爱自己、认同自己。

现在的我正在创造自己的未来。

等待我的只有好事

　　当你跟露易丝·海待在一起时，就会发现她的练习肯定语不是说一说而已，而会身体力行。她不是只在早上背10分钟的肯定语，然后就像以前那样过日子。相反，她会一整天把写着肯定语的小抄随身携带着。为了帮自己，她还在家里的好几处地方贴了写着肯定语的标签：在卫生间的镜子上贴着生命爱我，在房间过道的一个电灯开关上贴着一切安好，而在厨房的墙壁上可以看到等待我的只有好事。至于放在车子上的肯定语则是：

> 我为生命中的每个人带来祝福与富足，
> 而我生命中的每个人也为我带来祝福与富足。

知道生命随时都会支持我，
我感觉很轻松

　　在宇宙中，我既不孤独，也没有被遗弃。所有生命时时刻刻都支持着我，不分昼夜。我圆满人生的一切需求，宇宙都已经为我准备好了。只要我活着，就有足够的空气供我呼吸，有丰富的食物供我食用，有千千万万人可以跟我互动。我感受到的支持，无所不在。

我的每一个想法，都会反映在我的经验中。

生命总是对我说 yes。

我所需要做的，就是带着喜悦、快乐及感激

接受这样的丰盛与支持。现在，

我要放下意识中所有抗拒对我好的模式或信念。

生命爱我、支持着我。

我们来到这里，
是为了祝福彼此、互相成就

　　要把钱吸引过来，其中一个方法就是捐献。将收入的十分之一捐出去（也叫十一奉献），这是长久以来公认的有效的原则。我喜欢把十一奉献当成是对生命的回馈，而且我发现这样做似乎更能吸引到成功及富足。

　　在你追求提高生活质量的过程中，有什么人或什么事滋养了你？这就是你展开十一奉献的完美起点。如果你没兴趣让某个机构或某个人成为捐献的对象，还有许多非营利组织可以选，把你的捐款用来造福别人。你可以花点时间研究一下这些组织，挑一个最适合你的机构。人们常说："等我有钱了再捐款。"当然，等他们有了钱，还是一毛不拔。如果你打算捐款，就从现在开始，让福气四处流动。然而，如果你做十一奉献或捐款的初心，是为了得到更多利益，就亵渎了奉献的意义。这笔钱只能是不带私心地大方给予，否则不会有任何效果。

因为生活善待了我，
我乐于通过各种渠道去回报生活。

我居住的宇宙，总对我说 yes

　　我发现只有两种情绪会引发身体不适，一种是恐惧，另一种是愤怒。愤怒可以表现为不耐烦、烦躁、沮丧、批评、怨恨、嫉妒或痛苦等各种形式，这些都是会毒害身体的想法。当我们释放出这个心理负担，身体内的所有器官就会开始正常运作。恐惧的情绪可能会以压力、焦虑、紧张、担忧、疑虑、没安全感、觉得自己不够好或不配等形式表现出来。其中哪一项会引起你的共鸣呢？如果要疗愈自己，我们务必要学会以信心取代恐惧。

　　那么，要对什么有信心？要相信什么？答案是生命。我相信我们都住在一个总对我们的要求说 yes 的宇宙。不论我们选择相信什么或想什么，宇宙总是对我们说 yes。如果我们想着贫穷，宇宙会说 yes；如果我们想着繁盛，宇宙同样会说 yes。因此，我们要想着自己拥有健康的权利，并相信事实就是如此，那么健康就会是我们的自然状态。宇宙会支持我们，并对我们的信念说 yes。做一个说 yes 的人，要知道你生活在一个说 yes 的世界，随时都有一个说 yes 的宇宙在回应你。

我爱我自己，从过去到现在

在我无限生命的这一世里，
一切都完美、圆满且完整。
我们每个人，包括我自己，
都以对我们有意义的方式体验生命的丰饶与充实。

我现在用爱看待过去，并选择从过去的经验中学习。
没有对与错，也没有好与坏。
过去的已经过去了，只能体验当下这一刻。

我努力分享，也分享真实的自己，
因为我明白在圣灵之内，我们都是一体的。
在我的世界里，一切安好。

我爱这个世界，
用愿景来打造一个新世界

把这个世界想象成一个适合居住的好地方，你在观想中，看到了所有人的身体不适、疾病都已经不存在，所有的医院都变成了公寓大楼。你看到犯人接受了如何爱自己的教导，成为负责任的公民，然后刑满出狱。你还看到政府把照顾人民当成第一优先的责任。

在观想中，你走到了户外，感受到洁净的雨水飘落下来。雨停时，你看到美丽的彩虹出现了。注意看阳光有多灿烂，空气有多清新。你看到河水、溪流、湖泊波光潋滟，也留意到植物欣欣向荣。森林里长满了树木和花草，水果、蔬菜都丰收，随处可见。

然后你去了其他国家，看到所有人都过着和平又富足的生活。看到人们放下枪支，所有人和睦共处。评断、批判、成见都已成了过往云烟，你看到边界崩解，分裂状态消失。你看到所有人都凝聚在一起，看到我们的地球母亲得到了疗愈、重获完整。

虽然你只是在心智中观想了这样的新世界，但事实上，你正在参与创造这个新世界。你的力量强大，你的地位举足轻重。活出你的愿景，走出去，尽你所能地去实现这个愿景。

我爱自己，也爱别人，
并允许别人爱我

　　让我们敞开心扉，以爱、支持、关怀去接纳每个人。让我们把这份爱，转送给路边无家可归、无处可去的朋友。让我们与那些正在生气、害怕或痛苦的人分享我们的爱。让我们把爱送给正在离开这个世界的人，以及已经离开的人。

　　跟每个人分享我们的爱，无论他们是否接受。让我们把这整个世界放在心上，包括所有动物、植物及所有人。那些令我们气愤、挫败的人，那些不按照我们心意行事的人，还有那些行为被称为邪恶的人，我们要把这些人也放在心上，这样他们就能在安全感中开始辨识出他们的真正身份。

　　想象你看到和平遍及整个世界，并理解你正在为和平贡献一己之力。为了你有能力采取积极正面的行动来帮忙，你觉得自己十分幸运。承认自己有多棒，这就是你存在的真相。事实也是如此。

将地球打造为人间天堂

　　我们是由重视灵性的灵魂所组成的社群，聚集在一起分享与成长，并将我们的能量散发到世界各地——分开时，每个人都可以自由地追求自己的活动；聚集在一起时，则能够更圆满地实现各自的目标。我们被引导着在地球上建立新天堂，而与我们志同道合的人则跟我们一样，都想向自己及别人证明，现在就可以拥有这个新天堂。

　　我们和睦地生活在一起，满怀着爱心，并在生活中彰显我们的力量。在我们建构出来的世界里，培养灵魂成长是最重要的活动，而这是个人的修炼。不论我们选择什么领域，都有足够的时间和机会去发挥创意。我们所需要的一切，将可以通过内在的力量传达。没有病痛、没有贫穷、没有犯罪，也没有欺骗，这个未来的世界开始于现在，就在这里，集合我们所有人之力。

我希望世界成为一个神奇的爱之圈

将今天与每一天都想成是学习的时间，

也是一个新的开始。

这是改变与成长的机会，

开启新层次的意识，

从新的观点和新的思考方式，

去想象我们梦寐以求的世界。

我们抱持的愿景，

可以共同协助创造出这样的世界。

我是散发爱之光的存在

在我生命核心的深处，有无限量的爱。
那些爱无穷无尽，这一生我都用不完，
因此我不必吝惜，总是可以大方去爱。

爱会传染，当我分享爱，爱会成倍还回来。
我付出的爱越多，拥有的爱就越多。
我来到这个世界，是为了做一个爱的施予者。
我带着满腔的爱来到这里。

即便我一生一世都在分享自己的爱，
当我离开地球时，我依然有一颗快乐的心。
如果我想要更多的爱，
只要努力付出爱就行。
爱如是，我如是。

今天，我让爱的力量流经我

　　让时光倒流，记起儿时最棒的那一年圣诞节。回忆涌上心头，一切历历在目。记起当时的情景、气味、味道、触感，以及在场的所有人。你当时做了些什么？假如你小时候从未有过愉快的圣诞节，那就自己编一个，一个完全按你意愿来安排的圣诞节。

　　当你想着这个特别的圣诞节时，注意你的心是敞开的。或许那一年的圣诞节，最美妙的就是充满爱的氛围。现在，就让爱在你身体里流动。把所有你认识与关心的人都放在心上，用这一份爱来包围他们。

　　要知道，你可以随身携带着这种特别的圣诞之爱去任何地方，时时拥有，而不仅是在圣诞节。

你是爱，你是灵，

你是光，你是能量。

事实确实如此。

我心里的爱，足以疗愈整个世界

你有足够的爱来爱整个世界，而这样的爱从你开始。首先，肯定生命爱我，我爱生命。大声说出来，并且重复说。接着完成下面的句子："此刻，生命爱我的一种方式是……"看看你多有福气。如果你觉得这道填充题难以回答，先认可你有接受的意愿，然后敞开自己的心，去接受所有的帮助。

练习以下肯定语：今天我将迎来更大的好事。我随处都可遇见好事，而且我是安全的、受到保护的。

祝福你爱的每个人，今天都是美好的一天。为他们说肯定语生命爱你。祈祷他们会知道自己是受到祝福的，并意识到关于自己的基本真相——我是被深深爱着的。真心为他们的成功、富足、良好的健康及好运气感到高兴。记住，如果你想要家人爱你、接纳你，你就得爱他们、接纳他们。

练习以下肯定语：我乐见每个人幸福，因为我明白幸福满人间，人人都有份儿。

生命爱我们，我祝愿
每个人今天都能得到无限的祝福

　　在心里决定，今天你要祝福见到的每个人。祝福你的左右邻居；祝福你在校门前时常看到的所有家长；祝福商店的老板、快递员、公交车司机，以及小区里每一个熟识的人；祝福你家那条街上的行道树；祝福你家所在的街区。练习以下肯定语：生命爱你，愿你今天能得到无限的祝福。

　　祝福你曾经拒绝去爱的人；祝福你批评得最严厉的人，并且送上肯定语：生命爱我们所有人。祝福你最常抱怨的人，并且送上肯定语：生命爱我们所有人。祝福你最羡慕的人，并且送上肯定语：生命爱我们所有人。祝福跟你竞争最厉害的人，并送上肯定语：生命爱我们所有人。祝福你的仇敌，好让你从此没了敌人，并送上肯定语：我们都是招人喜欢的；生命爱我们所有人；在爱之中，每个人都是赢家。

我用爱与接纳的眼光来看待这个世界

你很重要，而你使用心智的方式会带来不同的结果。每天向全世界送出祝福。当你认可生命爱我，我也爱生命，在你的意识中就设定了一个施与受的不断循环。生命爱我代表接受的原则，而我爱生命则代表施予的原则。这两句万用的肯定语，支持你以同等程度付出爱及接受爱。事实上，施就是受。施予者与接受者是同一个人，因为你付出去什么，就会收到同样的回报；同样，你收到了什么，就可以再付出去什么。这种觉知，能帮助你在这个世界上成为一个真正有爱的存在。

练习以下肯定语：生命爱我，我也爱生命。想象一下，你把整个宇宙都放在心里。你爱动物、爱植物、爱海洋，也爱山川。想象一下，你看到报纸的标题是"终结贫穷"或"世界和平"。每当你用爱祝福世界，就会跟千千万万志同道合的人联结在一起。今天，你看到世界正在朝着爱的方向发展。练习肯定语：我们同心协力，把世界打造成一个可以安心相爱的地方。

当我走向至善时，
我是安全的、被保护的

　　过去的已经过去了。往事来自虚无，也归于虚无。我已经解脱了，并开始有了全新的自豪感与自我价值感。我相信我拥有爱自己、支持自己的能力，并且明白自己有能力展开正向的成长及改变。我是坚强的，我与所有生命是一体的。

我与宇宙的能量及大智慧是一体的。
在我走向至善时，我是安全的、受到保护的，
并且是轻松愉快的。

我脱胎换骨，活在自己选择的世界里。
我深深地感激自己所拥有的一切，
也为成为这样的自己心怀感恩。

我在各方面都得到祝福，成功又富足。
在我的世界里，一切安好。

关于人生的下一步，
我始终都抱持着开放态度

　　不管负面模式、病痛、糟糕的人际关系、财力困窘、自我厌恶的情况已持续了多长时间，都没有关系。因为此时此地，我们的心智都可以做出改变。

　　我们所抱持的想法及反复使用的言语，创造了我们到目前为止的人生经历。但是，这全都过时了。现在，就在此刻，我们所选择的想法和话语，正在创造我们的明天、后天、下一周、下个月、下一年……，我们唯一能够努力的时间点，始终都是当下这一刻。

　　当下就是我们改变的起点，这样的观点有助于我们摆脱束缚。我们可以开始放下老旧的观念，就在现在，只要踏出一小步，结果就会大不同。

我爱生命，生命也爱我

　　这是一则爱的故事。我选择只想那些能够创造美好未来的积极想法，并且现在就开始。我的心越来越开阔，爱不断从我身上流进流出，无条件的爱与接受是我能够付出并接受的最好礼物，而我现在要把这些礼物送给自己。我正在学习生命的奥秘，并且发现生命其实很简单：

> 我越爱自己，就越能感受到生命爱我；
>
> 我越爱自己，身体就越健康；
>
> 我越爱自己，生活就越愉悦。

　　我允许自己放手去做，快乐地拥抱充满爱的食物及思考习惯。我越是滋养自己，越是感激自己活着，能够一次又一次地度过美好的一天，这令我由衷欢喜。这个世界上的每个人都由爱串连在一起，而爱始于我对自己的爱，然后再向所有人发送爱的信息。爱与宽恕疗愈了我，也疗愈我们所有人。我的生活平衡，身体免疫力强大，我健康、圆满，身心得到疗愈。我爱生命，生命也爱我。